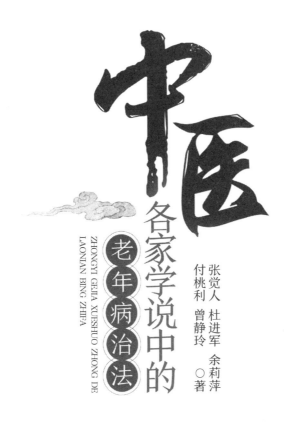

中医
各家学说中的老年病治法

ZHONGYI GEJIA XUESHUO ZHONG DE
LAONIAN BING ZHIFA

张觉人　杜进军　余莉萍
付桃利　曾静玲
　　　　○著

U0232593

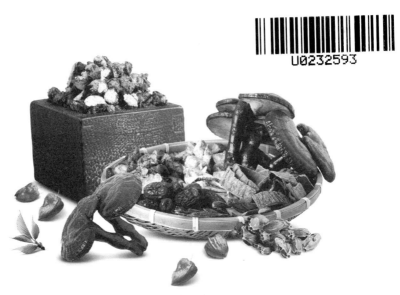

长江出版传媒　湖北科学技术出版社

图书在版编目（CIP）数据

中医各家学说中的老年病治法 / 张觉人等著 . -- 武汉 : 湖北科学技术出版社 , 2020.10

ISBN 978-7-5706-0149-3

Ⅰ . ①中… Ⅱ . ①张… Ⅲ . ①老年病－中医诊断学② 老年病－中医治疗法 Ⅳ . ① R259.92

中国版本图书馆 CIP 数据核字 (2020) 第 183789 号

责任编辑：谭学军　　　　　　　　　　　　　　封面设计：曾雅明

出版发行：湖北科学技术出版社　　　　　　　　电话：027-87679468

地　　址：武汉市雄楚大街268号　　　　　　　邮编：430070

　　　　　（湖北出版文化城B座13-14层）

网　　址：http://www.hbstp.com.cn

印　　刷：武汉中科兴业印务有限公司　　　　　邮编：430071

700×1000　　　　　1/16　　　　　11.5印张　　　　　120千字

2020年10月第1版　　　　　　　　　　　　　　2020年10月第1次印刷

定价：42.00元

本书如有印装质量问题　可找本社市场部更换

前 言

整体观念和辨证论治是中医学的两大优势，也是中医区别于西医的两个特点。

辨证论治在临床上又是以理、法、方、药来体现的。其中"法"指治法，他是中医诊疗中的关键一环，既承载着治疗思想与临床经验，又指导着方药运用。

确立病证治法的方法，通常是将病证所反映出的症状和体征，根据脏腑的生理特性和病理特点进行分析，推断出病因病机，从调整失衡的脏腑生理功能入手，建立起调治的思维框架。

然则，说到老年病中医治法，可谓源远流长，远在先秦时期，祖国医学即十分关注老年病的防治。见之于经传者，虽有《史记·扁鹊列传》所载战国扁鹊"过洛阳，闻周人爱老人，即为耳目痹医"，而能较为系统地阐述老年病学治疗者，当数《黄帝内经》，著作中最早提出了人的天年寿限、老年界限、早衰缘由、衰老成因、老化特征、老年生理、病因病机、治疗原则、摄生抗衰、长寿要旨等，《黄帝内经》以下，历代中医对老年病治疗的研究，无一不是以《黄帝内经》这些基本理论为起点。

值得一提的是，《黄帝内经》上述理论，经后世医家从不同角度充实、发展日臻完善，尤其是金元、明清医家在老年病的治法上做出了不同贡献，惜乎这些成就均散载于各家学说中，尚缺乏专著及现今临床系统印证。

业内有"不读各家学说，成不了名中医"之说，这是因为各家学说中寓有名中医传承方法与成功规律。然而针对现代医学老年病学的诸多临床特点：隐匿而不典型，发展缓慢，或突发异变和猝死，且多病共存，并发症诸多，凡此棘手的临床问题我们常从中医各家学说治法运用中得以化解，于是乎笔者40

多年来携同硕、博团队潜心研究中医各家学说老年病治法并用之疑难、复杂的老年病临床，由此萌发了诸多独特学术观点并积淀了不少诊疗经验，其成果先后发表于数十家中医学术刊物，古有"集腋成裘""积沙成塔"之说，为传承中医，勿忘初心，翘企成著。

荷香销晚夏，菊气入新秋（唐·骆宾王《晚泊江镇》），江城初秋，酷热未散尽却迎来了菊花盛开，时值新中国成立70周年大庆，汇集本书有益于跨入长寿之林的中华民族。

张觉人

2020 年 8 月 20 日于武汉市中医医院

目　录

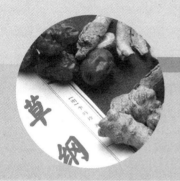

▶▶ 上 篇

各家学说老年病治法的

学术渊源

一、各家老年病治法与《黄帝内经》

远在先秦时期，祖国医学即十分关注老年病的防治。见之于经传者，虽有《史记·扁鹊列传》所载战国扁鹊"过洛阳，闻周人爱老人，即为耳目痹医"，而能较为系统地阐述老年病学理论者，当数《黄帝内经》。

《黄帝内经》对中医老年病学术理论发展的重大影响，主要是它最早提出了人的天年寿限、老年界限、早衰缘由、衰老成因、老化特征、老年生理、病因病机、治疗原则、摄生抗衰、长寿要旨等，中医老年病学的发展，无一不是以《黄帝内经》这些基本理论为起点。

《黄帝内经》首先提出老的年龄界限为五十以上，"人年五十以上为老"（《灵枢·卫气失常篇》）。按照我国的传统习惯，人届老年以后，每增十岁为一个界线，并冠以名称，如七十曰耄，八十曰耋，九十曰鲐背，或黄耇，百岁曰期颐。然而，这种划分正是基于人的生理变化，《灵枢·天年篇》详尽地叙述了机体从四十岁开始，随着年龄的递增，脏腑、组织、器官逐渐衰退老化，每隔十年，就有一个明显的变化：五十岁，肝气始衰，肝叶始薄，胆汁始灭，目始不明；六十岁，心气始衰，苦忧悲，血气懈惰，故好卧；七十岁，脾气虚，皮肤枯；八十岁，肺气衰，魄离，故言善误；九十岁，肾气焦，四脏经脉空虚，"百岁则尽终天年"而逝。但大多数人们不能寿享天年，《黄帝内经》认为其中的关键在于真气的"盛衰存亡"，并提出真气保养的三大要素，即保养肾精以固其根，强健脏腑以益其源，调摄阴阳以强其用。《黄帝内经》中再三强调人体衰老的最重要因素是"肾气衰"，其次是"三阳脉（尤其是阳明脉）衰"，再就是"气"减弱与阴阳失调。故在探讨早衰复壮进而长寿的问题时说："能知七损八益，则二者可调，不知用此，则早衰之节也。"把早衰归结为不懂养生之道致使阴阳失调。又说："愚者不足，智者有余，有余则耳目聪明，身体轻强，老者复壮，壮者益治。"提出在一定条件下，生命进程存在着某种程度的相对可逆性。《黄帝内经》基于整体观念，通过人体及人与自然关系的研究，认为摄生可以防病，却病可以延年，进而从起居、饮食、营养、情志、适应自然气候的变化以及体育锻炼诸方面提出的长寿之道是节饮食，强脾胃，和喜怒，慎起居，顺四时，适寒暑等。《黄帝内经》中关于年老而"血气虚，脉不通，真邪相攻，乱而相引"一语，高度概括了老年病的病理机制，而"夫年长则求之于府"则是老年病的重要治疗原则。凡此，形成了较系统的老年医学理论，成为中医老年病学术理论发展的渊源。

老年病学理论始于《黄帝内经》，经历代医家的充实和发展而日臻完善，尤其是金元和明清医家，在对老年病的认识和治疗思想的形成与发展上，做出了突出贡献。

就老年病病因病机而论，《黄帝内经》的"乱而相引"，可谓最早提出老年病病机理论者。诚然，生理性衰老是难以抗拒的。但是，病理性衰老往往比生理性衰老出现要早，世人无疾而终者是极其罕见的。故《黄帝内经》在病因病机的分析上，特别强调了人体内在脏腑经脉气血的虚衰，难以抵御外邪的侵袭，"乱而相引"，是促使人体夭折的重要病机，"其五脏皆不坚，使道不长，空外以张，喘息暴疾，又卑基墙，薄脉少血，其肉不石，数中风寒，血气虚，脉不通，真邪相攻，乱而相引，故中寿而尽也。"（《灵枢·天年》）

但是，是何种原因致使人体内在虚衰？我们知道，脏腑经脉气血的壮盛与虚衰虽与所禀先天父母的精血有关，还主要取决于后天自身的调摄，"以酒为浆，以妄为常，醉以入房，以欲竭其精，以耗散其真，不知持满，不时御神，务快其心，逆于生乐，起居无节，故半百而衰也"（《素问·上古天真论》）。显而易见，酗酒纵欲以散精，起居妄劳以耗气，喜怒无节以败神，是导致人体脏腑气血虚衰的主要原因。因脏腑气血虚衰，不能御邪外袭，"乱而相引"而发生疾病，因疾病而加速人体衰老，即所谓"半百而衰""中寿而尽也"。

《黄帝内经》提出的上述观点是后世分析老年病病因病机的重要指导思想。如东汉·张仲景的《伤寒杂病论》指出："崇饰其末，忽弃其本，华其外而悴其内，皮之不存，毛将安附焉。卒然遭邪风之气，婴非常之疾，患及祸至……厥身已毙。"又如金元·刘完素的《素问病机气宜保命集》说："五十岁至七十岁者，和气如秋，精耗血衰，血气凝泣，思虑无穷，形体伤惫，和之违也。百骸疏漏，风邪易乘，和之伤也。风雨晦明，饮食迟进。"凡此，因不注重摄生而导致人体正气虚衰，因正气虚衰而招致外邪入侵的观点，正是中医老年病学中病因病机的最基本观点。这一观点虽在《黄帝内经》以后不断地被历代医家丰富完善起来，但其中基本内容，未超越《黄帝内经》。

从老年病治疗学的形成与发展来看，《黄帝内经》之"夫年长则求之于府"，可称最早提出老年病治疗思想者。而对高年之病为何要注重胃府，后世医家各有阐述，颇多剀切中理者，概言之，在于阳明胃气，以决寿夭；沉疴养胃，可望生气；先天已衰，求之后天；治病养生，无胃不任。尔后对兹思想代有发展和创新。

唐·孙思邈所撰《千金方》及《千金翼方》中提倡老年病用药应求平稳轻清，这是因为老年精气耗衰，不耐药饵的缘故。

金元·张子和以攻邪为主，施吐、下法于老年诸病，有其独特的学术思想，其学术思想的最精蕴处，在于"养生当论食补，治病当论药攻"。依他之见，"邪气加诸身，速攻之可也，速去之可也，揽而留之何也"，再三强调老年之疾，断不可补，补之则闭门留寇，助贼为殃。读张氏《儒门事亲》，深感其立论新奇，且例证丰富，效验卓著。其用方手眼，可谓病实急切，峻攻其邪；虚中积聚，宜图缓攻；攻后邪尽，食养疗之；体弱气衰，忌用吐下。

李东垣则反对施以攻伐，对老年病力主强人胃气。提出："究乎生死之际，所著内经悉言人以胃气为本。"（《医学发明》）认为"药峻利必有惰性。病去之后，脾胃既损，是真气元气败坏促人之寿"（《兰室秘藏》）。进而强调："胃气岂可不养，复明养胃之理，故经曰，安谷则昌，绝谷则亡……胃不可不温，血温胃和，荣卫将行，常有天命。"（《内外伤辨惑论》）而治老年之疾，多以调养胃气为主。

以擅长滋阴而闻名于世的朱丹溪，在老年病的治疗上也注重脾胃，其中妙谛在于"六七十后阴不足以配阳，孤阳几欲飞越，因天生胃气尚而留连，又藉水谷之阴，故羁縻而定耳"，故朱氏提出："补肾不如补脾。"（《格致余论》）很显然，丹溪意在以后天培补先天之不足。

邹铉对老年病证尤推崇食治，认为"老人之性，皆厌于药而苦于食，以食治疾，胜于用药。况是老人之疾，慎于吐利，尤宜以食以治之。凡老人有患，宜先以食治，食治未愈，然后命药，此养老之大法也"（《寿亲养老新书》）。而邹氏所汇集的食治老人诸疾 160 余方，更有实践意义。

明朝虞抟受金元诸子治疗老年病学术思想的影响，自诸家见解中脱颖而出，创立其特有的攻补兼施之法。

李中梓在其所著《医宗必读》中，对老年疾患的治疗立足于脾肾为人身之根本，条理井然，也自成风格。李氏尝谓"水为万物之元，土为万物之母，二脏安和，一身皆治，百疾不生"（《医宗必读》）。观是著，不难看出中梓对老年虚痨、痢疾、咳嗽、中风、淋证、便秘以及反胃、噎嗝等病证，皆兼行补肾理脾之法。

主张培养"命火"，则是赵献可治疗老年病的学术思想。他认为"火乃人身之至宝。何世之养身者，不知保养节欲，而日夜戕贼此火，既病矣。治病者，不知涵养此火，而日用寒凉，以直灭此火，焉望其有生气耶"（《医贯》）。在临证中，赵氏多采用"温补元真之火"和"滋养水中之火"二法。

张景岳亦被后世视为温补派，治老年病厚爱补肾。在他看来，"水亏其源，则阴虚之病叠出；火衰其本，则阳虚之证迭生"（《类经附翼》），故在治疗上主益水、壮火。

胡慎柔在老年病的治疗上强调"后天之本"，亦可称一家之言。从所撰《慎柔五书》进一步研究，似可得出他注重后天主要在于：沉疴养胃，可望生机；调补后天，以培虚损；顾护生气，慎施戕伐。这对今天治疗老年病有一定的指导意义。

然而，精于治疗老年病者，当推清代叶天士。叶氏在老年病治疗思想上不随波逐流，而是运用其丰富的临床实践经验提出新的学术见解。赅而言之，他能兼顾到肾（阴阳）和脾胃诸方面，其所擅长的调补奇经法确是独辟蹊径，妙不可言。追究其故，致令沟渠满溢，必流于湖泽之中，则正经充盛，脾肾得养矣。

颇堪一提的是，"收摄肾气，原为老人之先房"，此乃清代喻嘉言提出的独特见解。喻氏认为"肾中之气，易出难收"，"诚使真阳复返其宅，而凝然与真阴相恋，然后清明在躬，百年尝保无患"（《寓意草》）。有鉴如斯，他在老年病的治疗上每以收摄肾气为要法。而嘉言收摄肾气常兼用三法：一者以涩固脱；再者以重治怯；三者以补理虚，封锁真阳，不使外越，意自显然。

清·陈修园在老年病的治疗上不同凡响，主张从养心着眼，认为"养心则寿"。他颇不赞同诸家重脾肾而忽略心脏，强调"主明则下安，以此养心则寿"（《医学实在易》）。其养心推崇十味补心汤，谓之补一脏而五脏交补。

张聿青在老年病诊治上注重肝木，别开生面。按张氏看法：年近古稀者"正虚不能制伏，遂致肝脏之气，亦随之而动，抑而下者为气，气克己土，则撑满不和，甚至便溏欲泄。浮而上者为阳，阳犯戊土，则呕吐痰涎，甚至有气逆行至巅，为酸为胀……若久缠不已，恐入衰惫之途"（《张聿青医案》）。故张氏对老年杂病多从治肝和胃入手。

雷少逸在治疗老年时病方面也颇有造诣，提出：古稀之人，体质本虚，"倘被风邪所客者，便为兼证"，"倘见病治病，不顾其本，虚脱难保也"（《时病论》）。由此力主扶正祛邪法用之于老年时病，每收奇效。

"阴津所奉其人寿"，此乃王孟英治疗老年温病的重要学术思想。孟英认为"高年阴气太亏，邪气偏盛，《玉版论要》云'温病虚甚死'，盲人之真阴甚虚，曷足以御邪热而息燎原？"（《回春录新诠》）正因于此，他在老年温病的治疗上力主寒凉解邪，滋润保津，告诫温燥易炽，更竭真阴，夭人性命。治老年温病者能毋戒乎。

中医各家老年病治法可称丰富多彩，仅举以上具有代表性的观点，不难看出祖国医学对老年病的治疗何等源远流长，这些不同的治疗方法各有千秋，皆为治病经验的结晶，同病而异治，殊途而同归，充分体现了中医老年病学说的独特风格。

二、《灵枢·天年》篇老年病治法的思考

《黄帝内经》之《灵枢·天年》篇可称之中医老年医学纲领性文献，其字里行间寓有深刻的老年病治疗法则。

（一）从"五十岁，肝气始衰，……九十岁，肾气焦"探索生理与病理性衰老一体的老年病治疗大法

《灵枢·天年》篇揭示了老年病皆以虚衰为主：从五十岁，肝气始衰开始，依次是心气、脾气、肺气、肾气皆虚衰。

目前较全面的认识是指在生命过程中，当机体发育达到成熟期以后，随着年龄的增长，机体在形态结构与生理功能方面所呈现出的各种不利于自身的退行性变化，这些变化不断发生和发展的过程就称为衰老。从理论上讲，衰老可分为两类，即生理衰老和病理衰老，前者指机体在其生长的全过程中必然要发生的普遍性的退行性变化；后者则主要是由于各种疾病导致的衰老。但是在大多数老年人身上，实际上这两者往往同时存在，相互影响，很难严格地区分开来。

然则，作为临床工作者最关注的是如何用方药却病延缓衰老，而纵观历代各家学说，尤其是金元明清各家名著，不难发现著作者对老年病多从临床入手，着眼补虚与治病一体以抗御衰老。可以说《黄帝内经》的问世，就奠基了中医的药物延缓衰老，而历代名家皆从各自临床入手，以补虚与治病一体抗御衰老形成各自特点，概而言之，有着眼脾虚，抗御衰老；也有培补命火，抗衰却病；还有从禀赋入手，却病抗衰；另有从肾气入手，却病抗衰；更有滋养肝

肾，补虚抗衰；也有从阴阳补虚却病抗衰老及益气补血，却病抗衰；怡神补虚，却病抗衰；从心补虚，却病抗衰老；从肺补虚，却病抗衰等，凡此，将抗御生理性衰老和病理性衰老一体可称中医老年病治疗大法。

刘某某，女，76岁，2013年11月7日就诊。患者每于秋冬易于感冒，发作咳嗽，且有心肌缺血病史，偶发胸闷，要求中药膏滋调理。诊见：神疲体弱，气短懒言，畏寒，浑身酸楚，脉虚，舌淡白，边呈齿状，拟生理性衰老与病理性衰老一体的治法，方以生脉散、玉屏风散、香砂六君汤化裁：南沙参15g，麦冬9g，五味子6g，太子参15g，丝瓜络9g，黄芪15g，白术9g，防风6g，茯苓12g，甘草6g，橘红9g，姜半夏6g，广木香9g，砂仁9g，干姜3g，大枣10g，阿胶10g，浙贝9g，黄芩10g，炒二芽各15g，25剂，加蜜炼膏滋1料，每服20ml，1日2次，连服2料，来年就诊诉：1年未发感冒、咳嗽及胸闷、胸痛。

（二）取"六十岁，心气始衰……血气懈惰"引申胸痹益气通络法

李某某，男，61岁，2010年11月30日就诊。有高血压，冠状动脉粥样硬化史，冠状动脉检查显示：①右冠异位开口于左冠窦前上壁，走行于右室流出道与升主动脉根部之间，起始段狭窄，考虑发育变异；②冠状动脉粥样硬化，多支多段散在钙化，软斑块影，管腔轻度狭窄；③左前降支中段壁冠状动脉，管腔内未见明显狭窄；④左室心尖部可疑稍低密度影，不排除缺血所致可能。刻诊：诉近数月发作性心悸气短失眠，偶胸闷，无胸痛，舌淡紫边呈齿状，苔白，血压120/70mmHg（已服西药降压药后），据症治以益气养阴通络，方以生脉散合甘麦大枣汤加味。药用：南沙参10g，北沙参10g，麦冬9g，五味子9g，生甘草8g，炒麦芽15g，大枣9g，茯神10g，莲子米10g，丹参10g，焦楂10g，丝瓜络9g，1日1剂，每剂煎服2次，守方连进2个月共60剂，心悸、气短、失眠、胸闷消失。嘱常服生脉散，复方丹参滴丸备用，以巩固善后。

笔者认为：长时间以来，谈到胸痹，多引用张仲景《金匮要略》之"阳微阴弦"理论及瓜蒌、薤白、白酒汤方等，惜乎，更早的《灵枢·天年》篇"六十岁，心气始衰……血气懈惰"理论却被人忽略，而今天的临床胸痹更多表现为心之气阴两虚，络脉瘀阻，由此，必须采用益气养阴通络法，这一治法显然是以《灵枢·天年》篇"心气虚衰，血气懈惰"为依据。

殷某某，女，75 岁，2013 年 7 月 9 日就诊。有冠心病、慢阻肺及慢性胃炎病史，外院冠状动脉检查：冠状动脉硬化，左前降支近段钙化斑，管腔狭窄，40% ~ 50%，刻诊：胸闷，发作性心悸，咳嗽，动则喘息，双下肢不肿，胃脘痞胀，纳减，舌暗红，边呈齿状，苔黄，血压 90/60mmHg，据症治拟益气养阴通络，利气化痰止咳，方取生脉散，泻白散及止嗽散加减：南沙参、北沙参各 10g，麦冬 9g，五味子 6g，茯苓 10g，丝瓜络 9g，橘络 5g，桑白皮 9g，地骨皮 9g，生甘草 8g，黄芩 9g，浙贝 9g，玄参 9g，桔梗 9g，枳壳 9g，前胡 9g，橘红 9g，百部 9g，紫菀 9g，炒麦芽 12g，1 日 1 剂，每剂煎服 2 次，坚持服药 3 个月，胸闷、心悸消失，不咳嗽，稍动不喘快步或上楼则喘，继投生脉散加金水六君煎巩固治疗。

（三）由五十岁后，四脏皆衰，唯独"脾气虚"扩展内伤杂病注重健运脾胃法

《灵枢·天年》篇指出："五十岁，肝气始衰。""六十岁，心气始衰。""七十岁，脾气虚。""八十岁，肺气衰。""九十岁，肾气焦。"纵观此节经文，值得我们思索的是：为何四脏皆衰，唯独脾气虚？我们的解读是，老年先天已衰，延年益寿依赖于后天脾胃，恰似金元医家朱丹溪所指出："夫以阴气之成，止供得三十年之视听言动，已先亏矣。""六七十年后阴不足以配阳，孤阳几欲飞越，因天生胃气尚可留连，又藉水谷之阴，故羁縻而定耳。"因而他提出"补肾不如补脾，脾得温则易化而食味进，下虽暂虚，亦可少回"（《格

致余论》)。显然，丹溪是以后天脾胃所化生的水谷精气来弥补先天之肾阴亏。

金元四大家之一，李东垣指出："究乎生死之际，所著内经悉言人以胃气为本，胃之一腑病，则十二经元气皆不足。气少则津液不行，津液不行则血亏。故筋、骨、皮、肉、血、脉皆弱，是气血俱羸弱矣。……凡有此病者，虽不变易他疾，已损其天年。"(《医学发明》)金元另一位大家，张子和在《儒门事亲》中"凡在上者皆可吐式"一节提出"老弱气衰者，不可吐"，并在"凡在下者皆可下式"一节提出："诸洞泄寒中者，不可下……伤寒脉浮者，不可下。表里俱虚者，不宜下。《黄帝内经》中五痞心证，不宜下……若十二经败甚，亦不宜下。止宜调养，温以和之。如下则必误人病耳。"

鉴于上述，在老年病的治疗中，切不可忽略注重脾胃的治法。

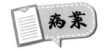

陶某某，女，72岁，2014年9月9日就诊。胃高分化管状腺癌，贲门癌根治术后，出院就诊，胃脘痞胀，喜暖喜按，纳食呆滞，气短倦怠，大便稀软，舌淡紫，边呈齿状，苔白微腻，舌下静脉瘀阻，脉虚，治以健运脾胃，理气化湿，方取香砂六君汤与枳术丸加减，药如：党参15g，枳实9g，白术9g，茯苓12g，炙甘草8g，橘红9g，姜半夏6g，广木香9g，砂仁9g，玄参9g，浙贝9g，生薏苡仁20g，连翘9g，鸡内金6g，白花蛇舌草15g，炒二芽各10g，1日1剂，每剂煎服2次，服药14剂复诊，胃脘痞胀明显减轻，饮食增进，精神好转，舌淡红，苔白，大便正常，守方继服14剂，三诊，胃不痛胀，饮食，二便正常，投香砂六君丸早晚2次，每服6g，巩固善后。

（四）据"五十岁，肝气始衰，肝叶始薄"延伸后循环缺血采取滋补肝肾法

《灵枢·天年》篇提出："五十岁，肝气始衰，肝叶始薄。"由此延伸：肝脏之特性"体阴而用阳"，肝(肾)阴虚、肝阳上亢，势必导致肝风内动，而"阴虚阳亢风动"正是脑血管病之中医病机。临床所见，后循环缺血者一方面头晕耳鸣、两目干涩、口干少津、腰膝酸软、色暗红少苔、或间布裂纹、或舌花剥，另一方面舌下静脉瘀阻，所见皆以肝肾阴虚为主，兼有络脉瘀阻，为此，治取滋补肝肾佐以通络法。

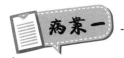

病案一

徐某某，男，54岁，1997年2月10日就诊。月前脑CT报告：左侧基底节区腔隙性脑梗死。细审其症，时有头晕，半身偶感麻木，一侧有时手软，耳鸣有作，口干多梦，脉象弦细，舌红苔薄黄。证属肝阳上亢，上扰清窍，治拟滋阴潜阳，平肝熄风。方用滋生清阳汤加减。药如：天麻10g，桑叶10g，牡丹皮10g，柴胡9g，白芍12g，白蒺藜10g，钩藤18g，石斛10g，石决明30g。1日1剂，每剂煎服3次，守方连服30剂后，诸症已消。头为诸阳之会，肝阳上亢，火热上炎，侵扰清空，见头晕、半身麻木、耳鸣、口干、多梦等症，故予滋生青阳汤平肝熄风，则诸症悉除。

病案二

王某某，女，82岁，2014年8月26日就诊。有"脑梗死、脑萎缩、脑白质疏松"病史，颈动脉彩超检查提示：颈动脉硬化斑块形成，左侧颈内动脉重度狭窄，部分节段几乎闭塞，左侧颈动脉走形迂曲，诊现发作性头晕，步履蹒跚，目雾干涩，耳鸣，易激惹，舌质暗红，间布裂纹，少苔、边呈齿状，舌下静脉瘀阻，脉象弦细，血压110/60mmHg，据症治以滋补肝肾，佐以通络，方取生脉散合杞菊地黄丸加减。药如：南沙参10g，麦冬9g，五味子6g，枸杞10g，菊花9g，生地10g，山药9g，丹皮9g，泽泻9g，茯苓10g，山萸肉9g，女贞子9g，旱莲草9g，葛根10g，丹参10g，山楂12g，三七3g，1日1剂，每剂煎服2次，连服42剂。六诊头晕消失，步履较稳，余症明显减轻，颈动脉彩超复查提示：颈动脉粥样硬化并斑块形成，左侧颈外动脉起始部狭窄。

（五）依"乱而相引"病机延伸老年外感病注重匡扶正气法

《灵枢·天年》篇指出："黄帝曰：其不能终寿而死者，何如？岐伯曰：其五脏皆不坚，使道不长，空外以张，喘息暴疾；又卑基墙，薄脉少血，其肉不石，数中风寒，血气虚，脉不通，真邪相攻，乱而相引，故中寿而尽也。"

由上所见，老年患病的特点正是："乱而相引。""乱"指内乱，即肾气焦，四脏经脉空虚，由此"相引"外邪入侵，其临床意义在于对此类高龄老人患病要取扶正祛邪治法。

吴某，男，62 岁，发作咳喘于 2012 年 9 月 3 日就诊。胸部 CT 示：①右肺代偿性增大伴气肿；②右肺弥漫性斑片状模糊影多考虑感染性病变（结核可能）；③右肺毁损；④左侧胸腔少许积液。肺功能示：①混合性肺通气功能障碍；②最大通气量下降；③支气管舒张试验阴性。心电图示：①窦性心律；②电轴右偏；③顺钟向转位；④左室高电压。诊见：咳嗽，痰白，动则喘息，不发热，双下肢不肿，舌淡紫，间布裂纹，边呈齿状，苔黄。治拟：益气养阴，泻肺止咳平喘，处方：南沙参 15g，麦冬 9g，五味子 9g，茯苓 12g，黄芩 9g，玄参 9g，桑白皮 9g，地骨皮 9g，生甘草 8g，桔梗 9g，枳壳 9g，前胡 9g，橘红 9g，百部 9g，紫菀 9g，橘络 6g，炒二芽各 10g。15 剂，1 日 1 剂，每剂煎服 2 次。服药 30 剂，后用武汉市中医医院验方润肺益肾饮（冬虫夏草、红参、西洋参、枸杞子等），1 次 10ml，1 日 2 次，坚持服至 2013 年 9 月 2 日，再诊生活能自理，简单务农不喘息。

三、《黄帝内经》"年长则求之于府"

《黄帝内经》"年长则求之于府"一语，言约意丰，耐人寻味，府者，既可谓胃府也。而对高年之病治法为何要注重胃府，后世医家各有阐述，颇多剖切中理者。

（一）阳明胃气　以决寿夭

我国古代医家将人体"胃气"的强弱视为长寿或夭折的重要因素之一。如黄帝曰："人之寿夭各不同，或夭寿，或卒死，或病久，愿闻其道。岐伯曰：五脏坚固，血脉和调，肌肉解利，皮肤致密，营卫之行，不失其长，呼吸微行，气以度行，六腑化谷，津液布扬，各如其常，故能长久。"（《灵枢·天年》）《黄帝内经》何以把"六腑化谷，津液布扬"亦列为长寿之标志，乃是因为人体脏腑组织活动所必需的物质和能量均来源于脾胃的化生，正如《灵枢·五味》篇指出的"五脏六腑皆禀气于胃"。基于此理，故《素问·平人气象论》曰："人无胃气曰逆，逆者死。"从而把"胃气"提高到更重要的地位。金元李东垣上承经旨，提出脾胃病则元气衰，元气衰必折人寿的卓越思想，认为"人寿应百岁，……其元气消耗不得终其天年"（《兰室秘藏》），"元气之充足，皆由脾胃之气无所伤，而后能滋养元气，若胃气之本弱，饮食自倍，则脾胃之气既伤，而元气不能充。"（《脾胃论》）这就揭示了元气的盛衰取决于脾胃之强弱。清代叶天士从另一角度强调了脾胃在机体中的作用，叶氏阐扬经旨，提出"五旬又四，阳明脉衰"，"高年阳明气乏"。（《临证指南医案》）他将阳明胃脉衰析为人体衰老的重要原因。其在衰老问题上把胃与肾相提并论，尤有其不可泯灭的价值。要而言之，脾胃强则生化有源，脏腑得养，故身体健康长寿；而脾胃衰则生化枯竭，由此机体上活动能量乏源乃导致衰亡。

（二）沉疴养胃　可望生气

明代胡慎柔虽名不见经传，但其所撰《慎柔五书》不失为珠玑之作。明代名家周学海赞誉"此书格律谨严，可为老人、虚人调养指南。"胡氏认为，"凡诊老人及病人，六脉俱和缓而浮，二三年间当有大病或死。何也，脉浮则无根，乃阳气发外而内尽阴火也。急用保元或健中服之，则阳气收于内，既反见虚脉，或弦或涩，此真脉也。宜照脉用保元助脾之剂，脉气待和，病亦寻愈，寿有不可知者。"（《慎柔五书》）这番论述，看似平淡，确有见地，且观《灵枢·终始》篇中有"阴阳俱不足，补阳则阴竭，泻阴则阳脱，如是者可将以甘药"之论，由此可见，慎柔对老年阴亏阳欲脱之沉疴重疾主张用保元、健中之剂的思想，实参《黄帝内经》底蕴。不仅如此，慎柔还认为："诸脏皆病……，唯胃气不绝，用药力以培之，庶可冀幸万一。"（《慎柔五书》）是"有胃气则生，无胃气则死"矣。

（三）先天已衰　求之后天

金元朱丹溪认为："夫以阴气之成，止供给得三十年之视听言动，已先亏矣。"（《格致余论》）为此，他指出老年之人，多肾阴不足，"平居无事，已有热证"。唯在老年病的治疗上，丹溪却主张从脾胃入手。在丹溪看来，"六七十年后阴不足以配阳，孤阳几欲飞越，因天生胃气尚可留连，又藉水谷之阴，故羁縻而定耳。"因而他提出"补肾不如补脾，脾得温则易化而食味进，下虽暂虚，亦可少回"（《格致余论》）。显然，丹溪是以后天脾胃所化生的水谷精气来弥补先天之肾阴亏，质言之，也就先天已亏，求之后天。我们知道，先天之精必须依赖后天水谷之精气源源不断地供给，肾有损者，脾胃犹可补充足。有鉴于此，故《慎柔五书》提出："先天固有损者，非后天损之，无以致病。后天既损之矣，而先天又何能无损。治先天者，治后天耳，岂能舍后天而治先天。"慎柔所谓先天无后天损之无以致病的观点，其间不无可商之处，但他主张从后天而补先天的治疗思想，与丹溪所论一脉相承，相为辉映，堪称治老年病之一绝，无疑有着较高的学术价值。

（四）治病养生　无胃不任

金元时期张子和提出"养生当论食补，治病当论药攻"。试观《儒门事亲》，可知子和对老年病之属实证者，皆以攻邪为主。虽然如此，每当攻后邪尽，子和也主张食养调之。然不问是用药治病，抑或是以食养生，均须通过脾胃才能发挥作用。盖脾主运化，胃事收纳腐熟，倘若脾胃不健，运化失职则食、药难以吸收，不仅达不到治病、养生的目的，而且还将进一步损伤胃气。因此之故，历代医家都注重保护胃气，强调对脾胃机能衰弱之人，要尽量避免用苦寒泻下或滋腻厚味，否则有伤胃气，尤其是老年之人，大多脾胃虚弱，更应顾护胃气，慎事攻伐。但对脾胃强者，病又属实而非攻不可的，亦不尽然。"邪不去则正不安"，子和已申明要义矣。

四、刘完素养、治、保、延的治法

金元时期著名医学家刘完素（1120—1200），在老年病的治法上提出了卓越的"养、治、保、延"思想。他立足于人的一生是一个不可截然分割的整体，撰著《素问病机气宜保命集》，详尽阐述了人生各个时期的内外致病原因及血气盛衰状况，并据此提出了以下学术主张。

（一）少年宜养　防微杜渐

完素认为，人欲抗御早衰、尽终天年，应从小入手，苟能注重摄养，可收防微杜渐之功。《千金要方》指出："十六岁以内为少。六岁以内为小。"完素亦曰："六岁至十六岁者，和气如春，日渐滋长。"少年时期一方面生机勃勃，成长迅速，另一方面由于脏腑娇嫩，形气未实，常易感受病邪。少年患病非同于中壮年，因其思想纯朴，少有七情所伤，如刘氏所云："内无思想之患，外无爱慕之劳。"

完素认为，少年时期"血气未成，不胜寒暑，和之伤也。父母爱之，食饮过伤"。明确地提出外感六淫、内伤饮食乃少年病的病理特点。此论精炼贴切，别有见地。诚然，少年由于卫外机能较弱，脾胃功能亦欠壮，加之寒暖不能自调，饮食不能自节，又因父母溺爱，饮食自倍所伤，故风寒六淫之邪容易由表而入，侵袭犯肺而出现感冒、咳嗽、气喘等症。若为饮食所伤，以致影响脾胃之腐熟、运化功能，又会导致泄泻、呕吐等。若失治或误治，又易于发展变化，表现为"易虚易实""易寒易热"，甚则阴竭阳脱。有鉴于此，刘氏提出："其治之之道，节饮食，适寒暑，宜防微杜渐，用养性之药，以全其真。"

如何方能适寒暑呢？完素引《千金要方》云："凡天和日暖之时，令母将儿于日嬉戏，数见风日，则血凝气刚，肌肉牢密，增耐风寒，不致疾病。若常藏于巾帏之中，重衣温暖，譬犹阴地之草木，不见风日，软脆不堪风寒也。"如何节饮食，已为人所共知。值得一提的是，所谓"用养性之药"，即是教人治疗用药要以匡扶正气为主，即令祛邪也不可伤正，中病即止，切忌大苦大寒大辛大热及攻伐之品。否则，戕伤真元，后患无穷。

我们体会，完素提出的"防微杜渐""以全其真"，确是言约意丰，剀切中理。"真"即指肾气，它是构成人体生命的原始物质，出生后，又对人体发育成长、抗衰却病起着重要作用。先天所禀肾气必须依赖后天脾胃所化生的水谷精气不断充养，倘若脾胃失其健运又将影响于肾。恰似《脾胃论》所云："元气之充足，皆由脾胃之气无所伤，而后能滋养元气，若胃气之本弱，饮食自倍，则脾胃之气既伤，而元气不能充。"临床常见，有些小儿先天禀赋尚好，由于后天哺养失宜，伤及脾胃，以致身体虚弱。而某些中年痼疾如哮喘、水肿等，更为少年之宿疾。

由上可见，少年虽无"爱慕之劳"，但同样易于戕伤真元，促人早夭，因而从少年微渐着眼，保全真气，对于中年健壮，显然有着重要意义。

（二）壮年宜治　当减其毒

青壮年时期是一生中最兴旺的阶段，各方面的发育逐渐成熟，脏腑组织机能活动处于较高的水平，恰似完素所提出的"二十岁至五十岁，和气如夏，精神鼎盛"。刘氏进一步指出，这一时期"内有思想之患，外有爱慕之劳。血气方刚，不畏寒暑……劳伤筋骨，冒犯八邪……以酒为浆，醉以入房"。凡此等等，皆为促人早衰之重要因素。这种观点与《黄帝内经》早就强调的"以酒为浆，以妄为常，欲竭其精，以耗散其真，不知持满，不时御神，务快其心，逆于生乐，起居无节，故半百而衰"如出一辙。盖喜怒无节，就会引起体内阴阳、气血的失调，脏腑功能活动的紊乱；劳累过度，则会挫损脾气；伤于饮食又多生湿、生热、生痰、变生他病；至于房劳损伤更耗伤肾精；冒犯六淫、疫疠之外邪成为重要之致病原因。正因为如此,《格致余论》谆谆告诫人们:"若犯此之虚,夫当壮年便有老态,仰事俯育一切隳坏,兴言至此,深可警惧。"惜乎青壮年者对此每多忽视。《景岳全书》有一段发人猛醒的话:"恃其少壮何所不为。人生之常度有限,而情欲无穷。精气之生息有限,而耗损无穷。因致戕先天而得全我之常度者,百中果见其几?"对此问题刘完素认为,"其治之之道,辨八邪,分劳佚……宜治病之药,当减其毒,以全其真"。其所谓"辨八邪,分劳佚",无非是从预防的角度教人不要冒犯外邪,劳逸适度而不损伤正气。刘氏虽明确提出精神调剂、饮食有节等方面的摄养问题,但均已寓于"分劳佚"之中矣!而其对壮年者"宜治病之药,当减其毒"更是耐人寻味,因壮年者血气正刚,患病多为实证,正邪双方力量对比,邪气盛而正气未虚,故无须扶助正气,只需驱逐邪气以减其毒。如同《温疫论》所云:"老年营卫枯涩,式微之元气易耗而难复也,不比少年气血生机甚捷,其势勃然,但得邪气一退,正气随复。所以老年慎泻,少年慎补。"必须肯定,刘氏提出的中年"减毒。"以保全真气的思想,对于抗御早衰具有重要的作用。据现代研究资料证实,许多老年性疾病不是突然发生的,而是四十岁以后在体内逐渐演变、发展形成的。人类生命的"储备"也恰是从这个年龄建立起来的。

(三) 老年宜保 济其衰弱

现代将四十五至六十五岁称作初老期,六十五岁以上为老年期。刘完素则认为:"五十岁至七十岁者,和气如秋,精耗血衰,血气凝泣。"明确指出这一时期人体脏腑组织功能下降,机体开始衰退。众所周知,老年人生活经历长,不免"思虑无穷"。由于"形体伤惫……百骸疏漏,风邪易乘,和之伤也,风雨晦明,又因阳明脉衰,饮食迟进","其治之之道,顺神养精,调腑和脏,行内恤外护"推究其意,旨在内养精、神,以抚恤衰惫之躯,避免风雨晦明之邪,以行外护。精、神的颐养问题,完素提出,"饮食者养其精,起居者调其神","精不足者,补之以味……补之以味者,是补之以肾……故经所谓阴之所生,本在五味……五谷、五畜、五菜、五果、甘苦酸辛咸,此为补养之要也"。又如"顺生长收藏之道，春夏养阳，秋冬养阴，顺四时起居法，所以调其神也"。在具体调神方面，完素推崇《黄帝内经》："春三月夜卧早起，以使志生；夏三月夜卧早起，使志无怒；秋三月早卧早起，使志安宁；冬三月早卧晚起，使志若伏若匿。"刘氏还反复强调饮食起居，乃人生日用之法，纵恣不能知节，"失四时之气，所以伤其神也。智者顺四时，不逆阴阳之道，而不失五味损益之理，故形与神俱久矣，乃尽其天年而去"。除了强调老年人之精、神摄养以外，刘氏主张"宜保命之药，以全其真"。所谓保命之药，乃告诫人们对于老年衰弱之人慎用攻伐。《寿亲养老新书》亦云："衰老之人，不同年少真气壮盛虽汗吐转利，未至危困。其老弱之人，若汗之则阳气泄，吐之则胃气逆，泻之则元气脱，立致不虞，此养老之大忌也。大体老人药饵，止是扶持之法。"夫精、气、神乃人身之三宝，经云："耗散其真……不时御神……故半百而衰也"，"形与神俱，而尽终其天年"。足见完素提出的顺神养精，以全其真，对于抗衰延年，切中肯綮。

（四）耄年宜延　尽其天年

七八十岁称耄，八九十岁为耋。刘氏认为"七十岁至百岁，和气如冬，五脏空洞，犹蜕之蝉，精神浮荡，筋骨沮弛"。他描绘了高龄者老化之特征。《灵枢·天年》篇也有"七十岁，脾气虚，皮肤枯。八十岁，肺气衰，魄离，故言善误。九十岁，肾气焦，四脏经脉空虚。百岁，五脏皆虚，神气皆去，形骸独居而终矣"的记载。由于各脏腑组织机能退行性变化，引起机体对内、外环境适应能力的逐渐减退，以致"触物易伤，衣饮厚薄，和之伤也，大寒振慄，大暑煎熻"。完素提出"其治之之道，餐精华，处奥庭，燮理阴阳，周流和气，宜延年之药，以全其真"。刘氏更提出一些延寿的具体方法，诸如"形欲常鉴，津欲常咽，体欲常运，食欲常少"；"吹嘘呼吸，吐故纳新，熊经鸟伸，导引按蹻"。这些方法，无不切合高年之生理特点，有益于延年益寿。据现今研究，气功、太极拳和按摩等锻炼方法，对大脑皮质功能的恢复和保护具有良好的作用，既可以提高老年机体和大脑的灵活性，且对呼吸、循环系统也有很多好处。而完素提出的"餐精华"和用"延年之药，以全其真"也不无见地，因暮年之人，先天已衰，全赖后天吸收水谷精微以维持机体的正常活动。故适当地摄取饮食营养，对高龄人是颇有裨益的。西医学也认为，老年人体内以分解代谢占优势，所以丰富的蛋白质对正在衰老的机体还是十分重要的。但宜适量，不宜太过。而经现代科学家证实，中药何首乌、人参、鹿茸、阿胶、黄精、黄芪、枸杞、茯苓、菟丝子、杜仲等，对提高免疫力，增强新陈代谢，调整内分泌的功能，补充营养要素，增加机体的应激能力和适应能力，兴奋中枢神经和增快神经传导，增强心肌收缩力等许多方面都有一定的作用。总之，对高龄之人可视其阴阳气血之虚衰，有针对性地进行药养以及食养，双管齐下，效验卓著。完素享年九十而终，本身就是一个最好的例证。

五、东垣老年病治疗思想初析

金元时期以补土著称的医学大家李东垣对人为什么会早衰，如何治疗使得尽终天年诸问题，提出了许多独特见解。兹就《脾胃论》、《兰室秘藏》、《内外伤辨惑论》及《医学发明》等著中有关论述，撷要整理，试作初析。

（一）寿夭在乎元气

我国古代医家在探索人类自然衰亡的最高寿限时指出："夫道者，年皆百数。"（《素问·上古天真论》）然而，绝大多数人往往未接近这一寿限而中道夭折了。在研讨夭折成因的问题上，历代医家众说纷纭。诸如：丹溪主阴亏，景岳重阳衰。东垣则认为促成人体早夭的根本因素在于元气耗损，谓"人寿应百岁，……其元气消耗不得终其天年"（《兰室秘藏》）。东垣所称元气，亦即人之真气，"乃先身生之精气"。在他看来，此气"非胃气不能滋之"，"元气之充足，皆由脾胃之气无所伤而后能滋养元气。若胃气之本弱，饮食自倍，则脾胃元气既伤，而元气亦不能充"（《脾胃论》）。由此可见，元气的盛衰取决于脾胃的强弱。东垣为了强调脾胃在人体中的重要作用，还援引《黄帝内经》"阴精所奉其人寿；阳精所降其人夭"之论并加以阐发，"阴精所奉，谓脾胃既和，谷气上升，春夏令行，故其人寿；阳精所降，谓脾胃不和，谷气下流，收藏令行，故其人夭"（《脾胃论》）。这番议论，可谓独出心裁。《医学发明》中更明确地提出："究乎生死之际，所著内经悉言人以胃气为本，胃之一腑病，则十二经元气皆不足。气少则津液不行，津液不行则血亏。故筋、骨、皮、肉、血、脉皆弱，是气血俱羸弱矣。……凡有此病者虽不变易他疾，已损其天年。"(《脾胃论》)一言以蔽之,脾胃病则元气衰,元气衰则折人寿,东垣养生学的精髓亦即在此。

(二)养胃得尽天年

基于胃气弱则元气衰的观点,故东垣提出养生当实胃气这一主张。他在《内外伤辨惑论》中着重指出:"胃气岂可不养,复明养胃之理,故经曰,安谷则昌,绝谷则亡……,胃不可不温,血温胃和,荣卫将行,常有天命。"而综观东垣著作,其中有关脾胃摄养的论述可谓条分缕析,详尽倍至。我们试从四个方面加以研求。

1. 饮食有节,寒温适度

东垣认为,合理的饮食习惯有利于延缓衰老。尝谓:"内伤饮食,固非细事,苟妄服食药,而轻生损命。"(《内外伤辨惑论》)怎样合理饮食,才有助于脾胃呢? 东垣提出:"饮食者热无灼灼,寒无沧沧,寒温适中。""大热能食而渴,喜寒饮,当从权以饮之,然不可耽嗜。如冬寒喜热物,亦依时暂食。"不宜"先饮酒,而后伤寒冷之食,及伤热食冷水与冰";"酒性大热,已伤元气";"饱食太甚,病乃大作";"饮食必清必净";"饥而睡不安,则宜少食,饱而睡不安,则少行坐";"至于五味,口嗜而欲食之,必自裁制,勿使过焉,过则伤其正也"。这些论述,具体而微,切实可法。

2. 法于四时,起居有常

东垣又认为,不顺四时,或起居失常,则有伤于脾胃。指出"春气温和,夏气暑热,秋气清凉,冬气冷冽……若夫顺四时之气,起居有时,以避寒暑,……常欲四时均平而无偏胜则安。不然损伤脾(胃),真气下溜";"人之不避大寒伤形,大热伤气","寒、暑过度,生乃不固";"冬阳气伏藏于水土之下,如非常泄精,阳气已竭,则春令从何而得,万化俱失";"忌浴当风汗,当风须以手摩汗孔合。遇卒风暴寒衣服不能御者,则宜争努周身之气以当之。如衣薄而气短,则添衣,于无风处居止,气尚短,则以沸汤一碗熏其口鼻即不短也;如衣厚于不通风处居止,而气短,则宜减衣摩汗孔合,于漫风处居止。

如久居高屋，或天寒阴湿所遇，令气短者，亦如前法熏之；如居周密小室，或大热而处寒凉，气短，则出就风日……夜不安寝，衾厚热壅故也，当急去之，仍拭汗，或薄而不安，即加之，睡自稳也。遇天气变更，风寒阴晦，宜预避之"。凡此，皆为实践经验的结晶。

3. 调摄精神，情志舒畅

东垣还认为，心胸宽广，性格开朗，经常保持愉快的情绪，将有利于胃气。如："心无凝滞，或生欢欣，或逢喜事，……或眼前见欲爱事，则慧然如无疾矣，盖胃中元气得舒伸故也。"（《脾胃论》）东垣指出："内经中所说变化百病，其源皆由喜怒过度，饮食失节，寒温不适，劳役所伤而然。""凡怒忿、悲、思、恐惧，皆损元气。""暴怒伤阴，暴喜伤阳……喜怒不节……生乃不固。"现代医学认为许多疾病是由恶劣的情绪（包括喜之过度）所导致的，而愉快的心情则可促进食欲，增加消化液的分泌和胃肠蠕动，并增加血色指数。这与东垣的观点何其相似乃尔！

4. 远欲省言，不妄作劳

东垣更认为，老人少讲废话可养元气，不过疲劳可养形体，远欲少虑可积精全神。若"劳役妄作，则百脉争张，血脉沸腾，精气竭绝"。故他把远欲省言，不妄作劳，作为脾胃摄生的重要方面放在《脾胃论》的末篇以结尾。并以躬自实践，教导人们"安于淡薄，少思寡欲，省语以养气，不妄作劳以养形，虚心以维神，寿夭得失安之于数，得丧既轻，血气自然谐和，邪无所容，病安增剧，苟能持此，亦庶几于道，可谓得其真趣矣"。

（三）老年勿戕胃气

人所共知，衰老与疾病有着密切的关系，世人少有"无疾而终"的。对于年事高而脾胃有病者，东垣力主"强人胃气，不施攻伐，盖脾已伤，又以药伤，使营运之气减弱，食愈难消"（《内外伤辨惑论》）；"已伤元气，而复重泻之，……是谓元气消亡，七神何依，折人长命"（《兰室秘藏》）。如白文举年六十二，素有脾胃虚损病，目疾时作，身面目睛俱黄，小便或黄或白，大便不调，饮食减少，气短上气，怠惰嗜卧，四肢不收，至六月中月疾复作，医以泻肝散下数行而前疾增剧。东垣谓大黄、牵牛除湿热而不能走经络，下咽不入肝经，先入胃中，大黄苦寒重虚其胃，牵牛其味至辛能泻气，重虚肺本，嗽大作，盖标实不去，本虚愈甚，加之适当暑雨之际，素有黄证之人，所以增剧也。此当于脾胃肺之本脏，泻外经中之湿热，制清神益气汤主之而愈（《脾胃论》）。从此案可窥东垣匠心所在。值得一提的是，东垣颇为推崇枳术丸，曰"老年味之始得，可谓神奇矣"。依他之见，"药峻利必有惰性。病去之后，脾胃既损，是真气元气败坏促人之寿"（《兰室秘藏》）。而枳术丸中之白术甘温，补脾胃之元气，其苦味除胃中之湿热，利腰脐间血，故先补脾胃之弱，过于枳实化之药一倍，枳实味苦寒，泄心下痞闷，消导胃中之滞，是以补消兼施，健运脾胃而无滞泥之弊。由此不难看出，东垣治疗老年之疾，妙在调养胃气，维护后天之本。

六、论张子和治疗老年病的方法

金元时期张子和以擅长汗、吐、下三法在医林别树一帜，殊不知他在治疗老年病方面亦独具卓见。我们从《儒门事亲》有关老年病的记载中，就其对老年病的治疗思想及方法略抒拙见如次。

（一）“养生当论食补，治病当论药攻”

历代医家对人体衰老成因的阐发，皆导源于《黄帝内经》“年四十，而阴气自半也，起居衰矣”“六八，阳气衰竭于上，面焦，发鬓斑白”等论。其中较有代表性的莫过于朱丹溪之《格致余论·阳有余阴不足论》，主阴亏；张景岳之《类经附翼·大宝论》主阳衰；叶天士之《临证指南医案》则以阳明脉衰和下元肾虚立论。由于三家之言均不离“虚”，故在老年病的治疗上多从补虚入手，或滋阴助阳，或补脾益胃。这些法则可谓各臻其妙，在当时及后世备受推崇。然而，张子和不同凡响，其在衰老问题上虽亦从虚而论，但他主张对老年病采用攻法。子和主虚而不用补益，看似矛盾，其实不然。在他看来，“养生与攻疴，本自不同。今人以补剂疗病，宜乎不效”。子和认为“病之一物，非人身有之也。或自外而入，或由内而生，皆邪气也。邪气加诸身，速攻之可也，速去之可也，揽而留之何也”。这些观点还可见于下述文字，“老人目暗耳聩，肾水衰而心火盛也，若峻补之，则肾水弥涸，心火弥盛。老人肾虚，腰脊痛，肾恶燥，腰者肾之府也，峻补之则肾愈虚矣。老人肾虚无力，夜多小溲，肾主足，肾水虚而火不下，故足痿，心火上乘肺而不入脬囊，故夜多小溲。若峻补之，则火益上行，脬囊亦寒矣。老人喘嗽，火乘肺也，若温补之则甚，峻补之则危。停饮之人不可补，补则痞闷转增。脚重之人不可补，补则胫膝转重。"如此条分缕析，堪称别出心裁。我们认为，子和绝不是唯攻论者，他主张"养生当论食补，治病当论药攻"，并且赞同在某种情况下运用补法，这就是"脉脱下虚，无邪无积之人"。另外值得称道的是他学有渊源，心思灵变，予"补"赋之以新意，尝谓《黄帝内经》一书，唯以气血通流为贵。世俗庸工，唯以闭塞为贵，又止知下之为泻，又岂知《黄帝内经》之所谓下者，乃所谓补也。陈莝去而肠胃洁，瘕瘕尽而荣卫昌，不补之中，有真补者存焉。凡此攻中寓补，邪尽正复的观点一以贯之于《儒门事亲》诸老年医案中，从而构成了施吐、下法于老年病患者的指导思想，使其在治疗老年病方面形成了独特的风格。

（二）吐、下法在老年病中的运用

遍览《儒门事亲》，不难看出张子和对老年留饮、涌水、暑泄、中暑、臂麻、湿痹、腰痛、便秘、癫狂、热厥头痛、心下沉积、腹胀水气以及因惊风搐……无一不是用吐、下法治疗。我们反复研读，诸案之中似有如下规律可资遵循。

1.病实急切，峻攻其邪

经曰："邪气盛则实"。所谓"实"，概指病邪盛而正气未虚者。由于正邪交争，病多急切。对此，子和多取峻下或吐，直拆其邪。如一庾年六十，值徭役烦扰，而暴发狂，口鼻觉如虫行，两手爬搔，数年不已。诊其两手，脉皆洪大如绠绳。子和命置燠室中，涌而汗出，如此三次。又以调胃承气汤半斤，用水五升，煎半沸，分作三服，大下二十行，血水与瘀血相杂而下数升，乃康（《儒门事亲》）。又如李七老，病涌水证，面黄而喘，两足皆肿，按之陷而复起，行则濯濯有声，常欲饮水，不能睡卧。子和令上涌去痰而汗之，次以舟车丸，浚川散下之，以益肾散复下之，以分阴阳利水道之剂，复下之，水尽皆瘥（《儒门事亲》）。

2. 虚中积聚，宜图缓攻

对于年事高、体质虚而久病者，子和多用缓下和探吐法，尝谓"人老衰弱，有虚中积聚者……岂可一药而愈，即可减而去之"。如张叟年七十一，夏月田中因饥困伤暑，食饮不进，时时呕吐，口中常流痰水，腹肋作痛。医者概用平胃散、理中丸、导气丸不效。又加针灸，皆云胃冷。乃问子和，子和曰，痰属胃，胃热不收，故留痰水。以公年高，不敢上涌，乃使一筋探之，不药而吐之，痰涎一升。次用黄连清心散、导饮丸、玉露散以调之。饮食加进，唯大便秘，以生姜大枣，煎调胃承气汤一两夺之，遂愈（《儒门事亲》）。又如顿有老人，年八十岁，脏腑涩滞，数日不便，每临后时，目前星飞，头目昏眩，鼻塞腰痛，积渐食减，纵得食，便结燥如弹。一日，友人命食血藏葵羹油谍菠菜，遂顿食之。日日不乏，前后皆利，食进神清，年九十岁，无疾而终。图经云，菠菜寒利肠胃，芝麻油炒而食之，利大便，葵宽肠利小溲（《儒门事亲》）。故子和十分推崇此法，指出"夫老人久病，大便涩滞不通者……时复服葵菜菠菜猪羊血，自然通利也"。

3. 攻后邪尽，食养疗之

盖每吐下之后，病邪虽除，然正气亦将受损。为了补救此弊，子和多教人以饮食或药物调养以善后。如马叟，得惊气成风搐已三年，病大发，则手足颤掉不能持物，食则令代哺，口目张睒，唇舌嚼烂，抖擞之状，如线引傀儡，夜卧发热，衣被尽去，遍身燥痒，中热而反外寒。子和先以通圣散汗之，继服涌剂，则痰一二升。至晚又下五七行，其疾小愈。待五日，再一涌，出痰三四升，如鸡黄成块状，如汤热。叟以手颤不能自探，妻与代探咽嗌肿伤，昏愦如醉。约一二时许稍稍省，又下数行，立觉足轻，颤减，热亦不作，是亦能步，手能巾栉，自持匙筋。未至三涌，病去如濯。病后但觉极寒，子和曰，当以食补之。久则自退（《儒门事亲》）。

4. 体弱气衰，忌用吐下

颇耐人寻味的是《儒门事亲》在"凡在上者皆可吐式"一节提出："老弱气衰者，不可吐"，并在"凡在下者皆可下式"一节提出："诸洞泄寒中者，不可下……伤寒脉浮者，不可下。表里俱虚者，不宜下。《黄帝内经》中五痞心证，不宜下……若十二经败甚，亦不宜下。止宜调养，温以和之。如下则必误人病耳。"可见子和虽有主攻之长，但无偏执之弊。凡此之戒，足以为我们所借鉴。

张子和治疗老年病以攻为主，立论新奇，效验卓著。惜乎近人对张氏疗法之妙处所在，每多忽视。遵子和之法而不拘泥于独家之见，对老年病既不可贸然攻伐，亦无须唯补是从，诚宜博采诸家所长，有是证用是药。否则，贻害必多。

七、朱丹溪治疗老年病思想简论

金元时期以养阴派著称的朱丹溪则将早衰的原因归结为"肾阴亏"。所著《格致余论》提出：人之一生，"阳常有余，阴常不足"，"男子六十四岁而精绝，女子四十九岁而经断，夫以阴气之成，止供给得三十年视听言动，已先亏矣"，阴亏则衰也。

饶有趣味的是，以擅长滋阴而闻名于世的朱丹溪，在老年病的治疗上却注重脾胃，其中妙谛在于"六七十后阴不足以配阳，孤阳几欲飞越，因天生胃气尚而留连，又藉水谷之阴，故羁縻而定耳"。故朱氏提出："补肾不如补脾"（《格致余论》）。显而易见，丹溪意在以后天培补先天之不足。

老年肝肾阴虚在治法上不直接补阴，而是调补后天脾胃以间接养阴，对现今老年病治疗不失为一条新的思路。

八、《名医类案》及《续名医类案》误治思考

历代名家在老年病的治疗上有着丰富的成功经验，同时也有一些失败的教训，这些经验和教训均寓于各家著作中。前人成功的经验固然值得推崇，但失败的教训，苟能加以总结，犹能发人深省。前事不忘，后事之师。此节着眼《名医类案》《续名医类案》误治案例思考老年病的治法特点，现代医学认为，老年人疾病在流行病学、病因学及临床均有诸多特点，在笔者看来，所谓误治就是忽略了这些特点，我们在现今临床中借鉴前人误案，从中提炼老年病治法特点，并用之于临床，每能切中肯綮。

（一）伤寒发散遂使气微欲绝　提示老年外感当顾正气

风寒外袭，客于肌表，本当辛温发散，以解除表邪。唯对高年者则不尽然，如《续名医类案》载一妇服发散之剂而使气息奄奄。患者年届七旬，伤寒初起，头痛身疼，发热恶寒。医以发散，数剂不效，淹延旬日，渐不饮食，昏况口不能言，眼不能开，气微欲绝。后予人参五钱，煎汤徐徐灌之，须臾稍省，欲饮水，煎渣服之顿愈。又十年乃卒（《续名医类案》）。推求此案，伤寒发汗，奈何致人于危，岂不怪哉？盖暮年之人，多半体衰，衰老受邪，正气难当，故在治法上应以匡扶正气为主。若专泥发散，恐虚人之虚，难免失误。恰如《医学正传》所指出的，"虚而多汗者，久服损真气，夭人天年"。唯有扶正以祛邪，病恙自可蠲除。本案后用人参，挽治危症于顷刻，即是最好之佐证。鉴于上述，我们在今天的临床中对老年虚感顾及正气，每取较好疗效。

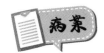

张某，女，69 岁，2012 年 10 月 17 日就诊。刻诊：咳嗽，咳黄痰质黏不易咯出 1 周余，伴咽干气短乏力，无发热喘息。查体：咽充血，扁桃体无肿大，心率 80 次 / 分，律齐，双肺呼吸音粗，未闻及干湿性啰音。舌质红，边呈齿状，苔黄，脉沉滑。辅助检查：胸片示：双肺纹理增强、模糊。中医诊断：咳嗽，痰热蕴肺，肺气（阴）亏损。西医诊断：肺部感染。治拟清热肃肺，益气养阴，清补兼施，药如：南沙参 15g，黄芩 9g，山栀 9g，玄参 9g，川贝 9g，生甘草 8g，桔梗 9g，枳壳 9g，前胡 9g，橘红 9g，百部 9g，紫菀 9g，炒麦芽 10g。1 日 1 剂，每剂煎服 2 次，上方连服 7 剂。再诊，诉咳嗽减轻，咳白痰，质稀，较易咯出，无发热喘息，舌质淡，边呈齿状，苔白。治守原法，上方加桑白皮 9g，1 日 1 剂，每剂煎服 2 次，守方连服 7 剂，又诊，诉偶咳，咳痰，为白痰质稀易咯出，守原法上方加麦冬 9g，五味子 9g，1 日 1 剂每煎服 2 次，上方连服 21 剂，后复查全胸片示正常范围。

（二）痢服芩连骤然中气告竭　提示老年急症当固其本

黄芩、黄连治痢之妙用，已为古今临床、实验所证实。诸治痢名方如芍药汤，白头翁汤等皆以芩、连的作用为主，然而，《续名医类案》竟载一高年患者因服芩连，骤然中气告竭而逝者。如某刑部高年久痢，色如苋汁，服芩连白芍之类，二十余剂，渐加呃逆，六脉弦细如丝，予理中加丁香肉桂，疑不服，仍啜前药，数日病愈甚，而骤然索粥，诸医皆以能食为庆，再诊，则脉至如循刀刃，此中气告竭求救于食，除中症也，不可为矣。（《续名医类案》）分析此案，芩、连擅长治痢，固然毋庸置疑。但治贵辨证论治，药贵切中病机。本案年高体羸，且属久痢不止，病从寒化，太阳虚弱，脾肾不固，故治宜温补固涩，慎用苦寒攻伐之品，前医妄用芩连，已伤脾胃，本予理中加丁香、肉桂，还可重振脾阳，补偏救弊。但病家弃置不用，仍啜前方，遂致胃气败伤，真藏脉现，病势危重。这时若急用独参汤或参附汤，浓煎频服，回阳救逆，仍可望一线生机，然病家崇尚前医，一意孤行，终为药伤而殁矣！凡此，告诫我们对老年急症治法当固其本。

病案

毕某，男，67岁，1983年9月20日就诊。10天前患痢，经治未瘥。下痢稀薄，带有白冻，日更衣6~7次，伴有腹痛、里急后重、纳呆神疲等证，舌质淡润，苔腻略黄，脉乃濡缓。大便常规检查：红细胞（＋），脓细胞（＋＋＋）。综合脉证，乃属正虚邪恋，湿热留滞。治宜健脾益气，清热利湿。方取连理汤加味：党参15g，白术9g，干姜3g，甘草9g，黄连3g，黄芩9g，葛根12g，白芍12g，广木香9g，马齿苋30g，守方连服6剂，诸恙悉除。大便常规复查（－）。再投健脾剂巩固善后。

（三）郁证破气招致病剧而殂　提示老年杂病当辨虚实

《医方论·越鞠丸》云："凡郁病必先气病，气得疏通，郁与何有？"诚然，郁证皆因气不周流所引起，法当顺气为先。但又当分辨虚实，证属实者，在理气的基础上分别配以行血、化痰、利湿、清热、消食之剂；若是虚证，则以益气养血扶正为法，否则，犹如轻舟重载，恐难任风波。如秀才杨君爵，年将五十，胸痞少食，吐痰体倦，肌肉消瘦，所服方药，皆耗血破气化痰降火，曰，此气郁所伤，阳气未升越。属脾经血虚之证，当用归脾汤，能解郁结出脾血。用补中益气、壮脾气升发诸经。否则，必为中满气膈之患。不信，仍用前药，后果患前症而殂。（《续名医类案》）细审此案，前医所用破气行血化痰降

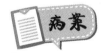

病案

周某，男，56岁，1985年2月21日就诊。患淋证年余，遇劳即发。前几日因过劳又发，尿频尿急，淋沥不已，尿不甚赤涩，伴腰膝酸冷，神疲乏力，舌质淡润，脉虚弱。尿常规：蛋白少量，脓细胞（＋＋）。病系劳淋，由脾肾阳虚所致，治以温肾脾：山药、茯苓各12g，泽泻9g，熟地、山茱萸各12g，巴戟天10g，菟丝子12g，杜仲10g，淮牛膝、五味子、破故纸各9g，枸杞子12g。服药10剂，精神明显好转，小便不再淋沥，唯腰膝仍感酸软。尿常规已正常。守方连服20剂善后，观察半年未见复发。

火之法，可谓治郁证属实者之常法。唯杨氏年将五十，病又属虚，用之焉有不覆舟者。这就提示对老年杂病临床当辨虚实。

（四）痰火误补顿令气喘濒危　提示老年切勿滥用补益

治痰必求其根本，而对高龄患者，大多属虚痰，故尤当从本论治，或健脾化湿，或温肾行水，则水湿化而痰亦自除，固不待言。但是，临证必须善于变通，切忌按图索骥，囿于常法，因老年痰证也有属实火者。如钱中立治周训导，年五十时，患痰火之证。外貌虽癯，禀气则厚，性不喜饮。医视脉孟浪，指为虚火。用补中益气汤，加参术各五钱。病者服药过时，反致气喘上升，喘息几殆。钱视曰，此实火也，宜泻不宜补，痰气得补，火邪愈炽，岂不危殆。先用二陈汤，探吐出痰碗许，其夜安寝。平时仍用二陈去半夏，加朴硝、大黄下结粪无数，其热始退。更用调理药，旬日始安。（《名医类案》）《医林绝墨·痰》曰："痰因火动，宜以治火为先……大凡痰之为症，热痰则清之。"《景岳全书·痰饮》亦云："不知痰之为病必有所以致之者，如因风因火而生痰者，但治其风火，风火息而痰自清也。"盖本案岁年过半百，但禀赋较厚，未见虚象，且证属实，故误补益疾，助火愈烈，喘息织殆。然舛错之处，在于不审病机，泥于常法。正如原案所告诫者"吁不识病机，妄施补泻，鲜有不败事者"！显然老年病并非一概属虚，亦有病属实者，我们切忌滥用补法。

　　闻某某，男，58 岁，1986 年 6 月 4 日就诊。自诉两年前发现脑动脉硬化症。近数月来，右手不自觉震颤，写字不听使唤，所写字越来越小，难以做精细动作，且自觉肢体强直欠灵活，伴有头晕痛，步履慌张，行走躯干前俯。证见：神情呆板，言语欠清，颜面晦滞，常呕痰涎，舌质紫暗，苔腻略黄，脉弦滑。病系风痰上扰，瘀阻脑络，治拟化痰息风通络。处方：钩藤 18g（后下），天麻 10g，菊花 12g，云苓 10g，川贝 10g，淡竹茹 10g，珍珠母 20g（先煎），僵蚕 9g，地龙 9g，全蝎 3g，丹参 18g，白芍 10g，桑枝 20g。1 日 1 剂，每剂煎服 2 次。守方迭进 30 剂，手颤、运动障碍诸症悉除。嘱常服天麻丸、脉柔片及丹参片，以巩固善后。

九、张景岳对老年病的治疗

明代张景岳以倡"大宝论""真阴论"和发展命门学说而在医林别树一帜，且张景岳以温补大师誉满海内，张氏在抗衰却病延年方面尤有继往开来之功。

诚然，明朝以前，东汉张仲景、唐代孙思邈、金元刘河间、张子和、李东垣、朱丹溪等，各以其独特的学术思想发展了中医的老年病学说。但细读诸贤著作，似无一家能如张氏主阳衰折寿论，创温补肾元法，立中午修理说者，景岳的这一学术思想极大地丰富了老年病的治法，对后世产生了深远的影响。

纵观祖国医史，不难看出，自《黄帝内经》以"肾气"开拓了探索人体衰老的先河后，历代医家益宏经旨，各有建树。如刘完素提出了"水火说"，认为心火与肾水相济，人即健康长寿，反之，则早夭。李东垣又提出脾胃病则元气衰，元气衰必折人寿的观点，认为只有脾胃无所伤，人才能尽终其天年。朱丹溪则强调肾阴亏是使人早衰的主要因素。毫无疑问，这些新说的崛起，是以尽轩歧之余绪，为探索衰老的奥秘开辟了多种途径。

但是，张景岳不落窠臼，另辟蹊径。他根据《黄帝内经》"阳气者，若天与日，失其所，则折寿而不彰"的理论加以阐发，进而提出："人之大宝，只此一息真阳"，"得阳则生，失阳则死。阳衰者，即亡阳之渐也"（《类经附翼·大宝论》），从而揭示了肾阳衰则折人寿的观点。

值得一提的是，景岳不赞同丹溪之阴亏衰老说，认为"凡自生而长，自长而壮，无非阳气为之主"，所谓"凡精血之生，皆由阳气……化源"；"阳气难成而易亏"（《景岳全书·辨丹溪》）等等，再三强调了肾阳的盛衰是决定人体寿夭的主要因素。

　　应当肯定，朱丹溪之阴亏衰老论也具有一定的创见，它从某个角度揭示了人体衰老的奥秘。但朱氏过分强调了阴亏，而忽略了阳衰，未免失之一偏。事实表明，阴亏与阳衰均为人体早衰的重要成因，而景岳之论，正好补充了丹溪之不足，一阴一阳，恰似牡丹绿叶，相得益彰。倘若执此而非彼，也是有失公允的。

　　景岳阳衰折寿论不仅丰富了中医之衰老学说，而且对后世的研究起到了拓展思路的作用。如清代喻嘉言所著《寓意草》亦提出："高年人唯恐无火，无火则运化艰而易衰，有火则精神康而难老，有火者老人性命之根。"由此，更可看出景岳观点之重要价值。

　　张景岳在老年医学方面另有贡献者，乃是创立了温补肾元法。涉猎祖国医史，可知先哲在老年病的治疗上争相斗妍，妙趣横生。如子和主攻，丹溪补脾，而景岳以厚爱温肾放一异彩！鉴于人体之寿夭取决于肾阳之盛衰，景岳治疗老年病每以匡扶肾阳为先务。如众所知，咳喘、眩晕、中风、胸痹、癃闭、三消、便秘及噎嗝和反胃等，均系老年人之常见、多发病，景岳认为，凡此疾病皆为肾阳衰所导致，诸如："其有头目眩晕而七窍偏废者，有咽喉哽咽而呕恶气短者，……有饮食不化而吞酸反胃者，有痞满膈塞而水泛为痰者，……有清浊不分而肠鸣滑泄者，有阳痿精寒而脐腹多痛者，……或拘挛痛痹者……或寒嗽虚喘，身凉自汗者……腰脊如折，骨痛之极者……凡此之类，或以阴强之反克，或由元气之被伤，皆阳不足以胜阴，病在阴中之火也"（《类经附翼》），故在治疗上注重温补肾阳。如朱翰林太夫人，年近七旬，于五月时，偶因一跌即致寒热，群医为之滋阴清火，用生地、芍药、丹皮、黄芩、知母之属，其势日甚。及景岳诊之，见其六脉无力，虽头面上身有热，而口则不渴，且足冷至股。景岳曰：此阳虚受邪，非跌之为病，实阴证也。遂以理阴煎加人参、柴胡，二剂而热退，日进粥食二三碗，而大便已半月不通，腹且渐胀，咸以为虚，群议燥结为火，复欲用清凉等剂，景岳坚执不从，谓其如此之脉，如此之年，如此之足冷，若再一清火，其原必败，不可为矣。经曰：肾恶燥，急食辛以润之，正此谓也。乃以前药更加姜、附，倍用人参、当归，数剂而便即通，胀即退，日渐复原矣。病起之后，众始服其定见（见《景岳全书·杂证谟·秘结》）。仅此一条，可窥景岳温补之妙用。

或曰：景岳擅用补肾之品，岂不有黏腻呆胃之弊？其实不然。且观《景岳全书·神气存亡论》云：“凡药食入胃所以能胜邪者，必赖胃气施布……若邪气胜胃气竭者，汤药纵下，胃气不能施化，虽有神丹其将奈之何哉。”由此足见景岳注重先天并未忽视后天。正基于此，他对老年病兼后天不足者，遣方用药多兼顾脾胃。如《景岳全书·新方八阵》拟金水六君煎治老年嗽喘，此方由二陈汤加归、地组成，其中用二陈显然意在燥湿祛痰和胃。景岳这种不囿己见，圆机活法的思想，委实难能可贵，值得推崇而效法。

如何抗病防衰，是老年医学研究的又一重要课题。祖国医学历来主张“未病先防”，早在《黄帝内经》就从顺应自然、保精、养气、全神以及饮食起居和精神调摄诸方面提出了抗老防衰的思想。汉代张仲景阐扬经旨，提出了卓越的“养慎”思想，认为内调饮食，导引吐纳、勿令房劳以养元气，外避寒暑邪气，可得百年寿命。嗣后，唐朝孙思邈从食宜、寒暑、情志、起居、导引与药养数端将摄生措施更加具体化。到了金元，李东垣提出了从饮食、起居、精神，劳逸四个环节养胃可以得尽天年的思想。朱丹溪又提出从慎色欲、节饮食等方面以养阴抗衰的思想。上述诸论，可称各有发明，各尽其妙。然而，张景岳另具慧眼，提出了中年修理的独特思想。在他看来，所谓天年“天弁之常，人人有之。其奈今时之人自有知觉以来，特其少壮何所不为。人生之常度有限，而情欲无穷。精气之生息有限，而耗损无穷。因致戕先天而得全我之常度者，百中果见其几残损。有因唯人自作，是即所谓后天也”（《景岳全书·中兴论》）。凡此之论，无不剀切中理。不仅如此，景岳还提出，“所丧由人，而挽回之道有不仍由人者乎，且此非逆天以强求，亦不过复吾之……然求复之道，其道何居，盖在天在人，总在元气。但使人元气无所伤，何虞衰败。元气既损，贵在复之而已……故人于中年左右当大为修理一番，则再振根基，尚余强半”（《景岳全书·中兴论》）。妙哉斯言！因人之衰老是从中年甚至更早开始的，而景岳提出中年修理，再振根基，对于抗御衰老显然有着重要意义。然则怎样修理呢？景岳固然也提到滋补精血治形，但他更强调摄生防衰。如"当知慎，慎则人能胜天矣。所谓慎者，慎情志可以保心神，慎寒暑可以保肺气，慎酒色可以保肝肾，慎劳倦饮食可以保脾胃。唯药可以养生。欲药者，莫如为善，唯福可以保生……但使表里无亏，则邪疾何由而犯"（《景岳全书·先天后天论》），诸如此论，可谓发前人之未发，开后人之津梁，对于指导抗衰延年有着极其重要的意义。

十、李中梓治疗老年病经验琐谈

明代医家李中梓长于治本，在其所著《医宗必读》一书中对老年疾患的治疗尤独具匠心。其立足于脾肾为人身之根本，条理井然，自成风格，法中有变，曲尽妙用。

（一）补肾理脾　兼擅其长

综观《医宗必读》，不难看出中梓对老年虚痨、痢疾、咳嗽、中风、淋证、便秘以及反胃噎嗝等病证的治疗，无一不是从脾、肾入手。李氏尝谓"水为万物之元，土为万物之母，二脏安和，一身皆治，百疾不生"。基于此论，进而提出："善为医者，必责根本。"并推崇"见痰休治痰，见血休治血，无汗不发汗，有热莫攻热，喘生毋耗气，精遗勿涩泄"之论。认为"澄其源而流自清，灌其根而枝乃茂"。如黄贞之父，下血甚多，面色萎黄，发热倦怠，盗汗遗精。中梓诊后曰："脾虚不能统血，肾虚不能闭藏，法当以补中益气五剂并一而进之。十日汗止，二十日血止。再以六味地黄丸间服，一月而安"（《医宗必读·虚痨》）。此案可窥中梓治病求本之一斑。不仅如此，他还提出："补肾理脾，法当兼行。然方欲以甘寒补肾，其人减食，又恐不利于脾。方欲以辛温快脾，其人阴伤，又恐愈耗其水，两者并衡而较重脾者，以脾土上交于心，下交于肾故也。若肾大虚，而势困笃者，又不可拘"。因高年之人，非但肾脏虚衰，且阳明胃亦薄弱，故中梓此论对指导治疗老年病确较合拍，值得推崇和效法。

（二）治本为主　稍顾其标

李氏认为，"新病年壮者多实，久病年衰者多虚"，故他治老年病以补脾肾为主，兼顾标症。他说："在老人虚人，皆以温养脾肺为主，稍稍治标可也。若欲速愈而亟攻其邪，因而危困者多矣"（《医宗必读·咳嗽》）。这里提出的对老年体虚之人治本为主的思想确属精湛，有启后学。案如钱台石年近六旬，昏倦不能言，鼻塞，二便闭。服顺气疏风化痰之剂，已濒于危。迎中梓诊之，六脉洪大，按之搏指，曰：至虚反有盛候也，宜补中为主，佐以祛风化痰，方可回生。乃以大剂补中益气，加秦艽、钩藤、防风、竹沥。再剂而神爽，加减调治五十日始愈（《医宗必读·真中风》）。从此案可概见李氏擅长治本顾标之大略，至于案中所载妄用祛邪，不顾本虚，此在老年病的治疗中并非少见。如毛孺翁，痢如鱼脑，肠鸣切痛，闻食则呕，所服皆芩、连、木香、菖蒲、藿香、橘红、芍药而已。后有进四君子汤者，疑而未果。招中梓兼夜而往，诊得脉虽洪大，按之无力，候至右尺，倍觉濡软，曰：命门火衰，不能生土，亟须参附，可以回阳。孺翁曰：但用参术可愈否。中梓曰：若无桂附，虽进参术，无益于病，且脾土大虚，虚则补母非补火乎。遂用人参、熟附、炮姜、白术，连进3剂，吐止食粥。再以补中益气加姜附14剂而瘳（《医宗必读·痢疾》）。

（三）注重养胃　不施尽剂

中梓在老年病的治疗中还主张调养胃气，反对"唯知尽剂，不顾本元"者，他认为"中本虚衰，而复攻其积，元气不愈竭乎"，"胃气一败，百药难施"，正因如此，指出对元气薄弱者，宜"多事调养，专防赳伐，多事温补，痛戒寒凉……假令病宜用热，亦当先之以温，病宜用寒，亦当先之以清，纵有积宜消，必须先养胃气……不得过剂"。此论切实可法，虽非专对老年病而言，但于老年病的治疗更有其指导意义。夫暮年之辈，大多脾胃虚弱，不耐大寒大热，亦难任猛攻峻补，只宜调养温补。如方春和，患噎三月，日进粉饮一锺，腐浆半锺，且吐其半，六脉细软，此虚寒之候也。中梓用理中汤加人乳、姜汁、白蜜、半夏，一剂便减，10 剂而日进糜粥。更以十全大补加竹沥、姜汁40 剂，诸证皆愈（《医宗必读·反胃噎嗝》）。本案疏方审慎，选药精当，先以理中扶助脾胃生气，后取十全大补益虚收功，体现了中梓治疗老年病注重养胃的思想。又如杜完三夫人，淋沥两载，靡药不尝，卒无少效。中梓诊之，见其两尺沉数，为有瘀血停留，法当攻下，因在高年，不敢轻投，但于补养气血之中，加琥珀、牛膝以数十剂收功。而夫人躁急求功，再剂不效，辄欲更端，逐致痼疾（《医宗必读淋证》）。此误常见，务须警戒！

可见治疗老年病绝不可躁急求成，而是有方有守，图其缓功。如上述及，真中风案以补中益气加减调治 50 日始愈，虚痨案以补中益气和六味地黄并服月余而安，噎嗝案以十全大补加味服 40 剂见效。不失为临床家效法。

十一、略述赵献可治疗老年病思想

观明代赵献可所著《医贯》一书，不难看出赵氏立论新颖，在老年病的治疗上见解奇特，思路开旷，予人启迪和教益。

历代医家在阐述衰老机制时，多从先天之本或后天之本立论。赵献可属先天论者，他认为"生而老，老而病，病而死，人所不能免。但其间有寿夭长短之差"，而决定人之长寿或早夭的主要因素在于"命门之火"，如赵氏援引《黄帝内经》"凡此十二官者，不得相失也。故主明则下安，以此养生则寿，殁世不殆"之论并加以阐发，"若无一点先天火气，尽属死灰矣。故曰主不明，则十二官危"。这里所称"先天火气"，系命门之相火，而不是心之君火。献可不赞同独尊心之官为十二官之主的观点，尝谓"人身别有一主非心也。……若以心之官为主，则下文主不明则十二官危，当云十一官矣，此理甚明，何注内经者昧此耶"。此等高论，意味深长，使人耳目一新。赵氏将命门之火谓之为"十二官之主"，"一身之要"，其理约之有二：其一，"人生男女交媾之时，先有火会，而后精聚。故曰火在水之先。人生先生命门火"；其二，"命门为十二经之主。肾无此，则无以作强，而技巧不出矣。膀胱无此，则三焦元气不化，而水道不行矣。……正所谓主不明则十二官危也"。献可为了进一步强调命门之火在人身中的重要作用，还举元宵节玩走马灯的例子作了生动的譬喻："火旺则动速，火微则动缓，火熄则寂然不动"，这一比象，切中肯綮，令人膺服。我们知道，在"命门"问题上，古代医家众说纷纭。其中较有代表性者莫过于《难经》谓"左者为肾，右者为命门"；《医学正传》云：命门乃"肾间动气"。赵献可显然是支持后者的，他指出两肾"中间是命门所居之官……

相火禀命于命门"，这也就是说命火乃肾间动气。现今认为，命门之火，即指肾阳（见《简明中医辞典》）。是生命本元之火，寓于肾阴之中，对人之生殖、生长、发育及衰老均有密切关系。由此可见，献可把命火析为机体衰老之要素，确是匠心独具。

固然，在衰老问题上从先天而论者，并非赵氏首创，早在《黄帝内经》中就揭示了"肾脏衰，形体皆极"，嗣后，金元朱丹溪益宏其旨，从肾阴亏加以发挥，提出人之一生"阳常有余，阴常不足"。这些卓越观点，无疑对赵献可起着影响，正如《医贯》所云："人身之阴，止供三十年之受用。可见阳常有余，阴常不足。况嗜欲者多，节欲者少。故自幼至老，补阴之功，一日不可缺"，此与《黄帝内经》、丹溪之论极为吻合。但是，献可绝非胶柱鼓瑟，食古不化，而是寻求古训，锐意创新。他指出："水虚者固多，火衰者亦不少。未有精泄已虚，而元阳独全者。况阴阳互为其根"，如此观点，可谓畅发经旨，而与丹溪所论迥然有异。我们以为朱、赵二论，一水一火，恰似牡丹绿叶，相得益彰。

值得指出的是，赵献可在注重命门之火的同时，也并未忽视后天脾胃的作用，如《医贯》中提到"中焦在中脘，不上不下，主腐熟水谷，泌糟粕，蒸津液，化其精微，上注于肺脉，乃化为血液，以奉生身，莫贵于此"，这就明确地指出了人体生命活动所必需的血液来源于脾胃的化生。唯献可认为"饮食入胃，犹水谷在釜中，非火不熟。脾能化食，全靠少阳相火之无形者。在下焦蒸腐，始能运化也"。此乃赵氏之所以强调先天命火之妙谛所在。

基于上述所论，故赵献可提出："火乃人身之至宝。何世之养身者，不知保养节欲，而日夜戕贼此火，既病矣。治病者，不知涵养此火，而日用寒凉，以直灭此火，焉望其有生气耶"。然则治老年病如何养火耶？依笔者窥出：赵氏具有二法，即"温补元真之火"和"滋养水中之火"。赵氏认为，"命门君主之火，乃水中之火，相依而永不相离也。火之有余，缘真水之不足也，毫不敢去火，只补水以配火。……火之不足，因见水之有余也。亦不必泻水，就于水中补火"；"世人皆曰降火，而予独以地黄滋养水中之火。世人皆曰灭火，而予独以桂附温补天真之火"。兹节录《医贯》数案，以观用方手眼。如消渴病，赵氏主张用八味丸补肾救肺，他列举昔汉武帝病渴，张仲景为处此方，推崇八味丸诚良方也。揣摩其意，是用六味滋少阴之肾水，加附子肉桂之辛热，壮其少火，灶底加薪，枯笼蒸溽，槁禾得雨，生意维新。又如老年耳聋，若其人瘦而色黑，筋骨健壮，此精气俱有余，固藏闭塞，是聋为实，乃高寿之兆也。又有乍聋，不知调和七损八益之道而早衰之节者，其证面颊黑，体重耳目不聪，为脱精肾惫，安肾丸八味丸苁蓉丸薯蓣丸，选而用之。又如对老年便秘，献可反对用硝黄巴豆牵牛等药下之，推求其意，是恐虚其虚，"况老人后门固者，寿考之证，自是常事。若以六味八味常服，永保无虞"。再如丹溪治一老人患小便不利，因服分利之药太过，遂致秘塞，点滴不出。献可以其胃气下陷，用补中益气汤，一服而通。因先多用利药，损其肾气，遂致通后，遗尿一夜不止。献可急补其肾然后已；另如噎嗝，赵氏认为此证多是男子年高五十以外得之，直须以六味地黄丸料大剂煎饮，久服可挽于十中之一二。又须绝嗜欲，远房帏，薄滋味，可也。若曰温胃，胃本不寒；若曰补胃，胃本不虚；若曰开郁、香燥之品，适以助火，局方发挥，已有明训。河间刘氏下以承气，咸寒损胃，津液愈竭，无如补阴，焰光自灭。仅上五案，见微知著，足以证明献可治疗老年病以培养命门之火为主。

总之，火乃人身之至宝。欲长寿者，忌戕贼此火；治老年病，宜培养此火。此乃赵献可治老年病之思想精髓所在。

十二、胡慎柔治疗老年病的经验

明代医家胡慎柔，人或以其名不见经传，殊不知胡氏造诣颇深，其所撰述《慎柔五书》，虽非惊世巨著，但不失为珠玑之作。清·周学海曾赋予甚高评价，赞誉"此书格律谨严，可为老年，虚人调养指南"。

《慎柔五书》之精华在于强调"后天之本"。或曰注重脾胃的思想渊源出自东垣、立斋。但是，慎柔绝非食古不化，墨守成规，而是灵活变通，别有创见。胡氏阐发李、薛氏学说，并用之于老年疾患，颇多精湛独到之处，确有探讨之价值。

（一）沉疴养胃　可望生机

胡氏认为："诸脏皆病……唯胃气不绝，用药力以培之，庶可冀幸万一"。并提出："凡诊老人及病人，六脉俱和缓而浮，二三年间当有大病或死。何也，脉浮则无根，乃阳气发外而内尽阴火也。急用保元或健中服之，则阳气收于内。即反见虚脉，或弦或涩，此真脉也。宜照脉用保元助脾之剂，脉气待和，病亦寻愈，寿有不可知者"。此论看似平淡，其实寓有深意，他教人对于老年沉疴重疾应从脾胃着眼调治，真可称深谙经旨，自出机杼。且观《素问·平人气象论》有"人无胃气曰逆，逆者死"，指出了胃气在机体中的特殊重要性。

所谓"有胃气则生"，意即消化功能在一定程度上代表病人的一般抗病能力。正因为如此，所以慎柔治老年重病注视扶持脾胃有生之气。如庚午正月，诊得用吾先生左三脉沉枯细小涩，此劳伤筋骨气也。右三脉浮而洪数，左右皆八九至。此饮食劳倦伤脾脉也，其症神思昏倦发热，先因饮食不消，曾服消导之剂以致如此。慎柔思之曰，脉虽数，年虽高，症虽重，而长缓，尚可延生。遂用保元加桂、芍、五味子、黑姜三分。服数剂，浮洪脉敛，数脉亦退，第不知饥耳，此脾胃不开也，且服此剂而无汗，必气未全旺，遍身经络尚未通故耳，恐此后必发毒，因五脏之邪未透，毒必内攻一经而出，况此平素郁劳甚，毒必从虚脏而出。未几，果少阳经发一毒，痛甚，其坚如针，灸之念艾，遂浮肿而散。旁复生一肿，再灸念艾而痛止。再以保元辅脾活血通经之剂与之，适左半身发汗甚粘，此阳气发动也。继以中和散人参汤调服，遂稍饥，肚痛亦退矣。明日再诊，六脉俱六至，二尺弦，此下焦虚寒，丹田气冷，命门火虚，不能生脾土也。当以六君子汤主之，加破故纸、小茴香温下焦以生火，火以生土之义，加黑姜以温中，食渐进，而肿处滞血，方化为脓。胡氏论曰：大抵脾胃之疾，兼之高年，又值春木正旺之时，过此一关，无肚饱之症，可保万全矣（《慎柔五书·虚劳例》）。以上节录一案，不难看出，患者年高病重，唯胃气未绝，而慎柔自始至终注重调养胃气，使患者转危为安。

（二）调补后天　以培虚损

人届暮年，精力日疲，衰退既至，诸病由生矣！慎柔认为，"虚损诸病，久之皆属脾虚"，"脾土一损，杂病多端"，这就明确地提出脾（胃）与机体衰退及疾病的关系。但胡氏在注重后天虚损的同时也并未忽视先天虚损，在他看来，"先天固有损者，非后天损之，无以致病。后天既损之矣，而先天又何能无损"，推求其意，是先天之精有赖于后天之精的不断充养，故肾有损者，脾胃可补充之。反之，脾胃有损，生化失职，营养乏源，又必将影响于先天之肾。正因为如此，所以慎柔进一步提出："治先天者，治后天耳，岂能舍后天而治先天"，故在老年虚损诸病的治疗上皆从调补脾胃入手。援引数案，以概见其大略。如一妇年五十，小便时尝有雪白寒冰一块，塞其阴户，欲小便须以手抠溺，否则难。慎柔曰，此胃家寒湿，缘脾气气寒，凝结而下坠，至阴户口而不即出者，脾胃之气尚未虚脱，但陷下耳。用六君加姜桂，不念剂而愈（《慎柔五书·虚劳例》）。又如曹某年六十外，九月间，发热少飧。慎柔诊之，六脉俱无神，有八至，右关浮则满，沉则无。正经云，脾虚浮似肺，亦火内郁之症，脾弱宜矣。用补中益气数剂，变疟，此正气复而邪气欲出矣。用六君加五味、干姜四贴痊复。合参苓白术丸调理康健如故（《慎柔五书·虚劳例》）。值得一提的是，慎柔虽有调补脾胃之擅长，但并不固执己见。如一妇年五旬，因阳气虚而越上，不能归根复元，以致丹田气虚寒，不能养温脾胃，不思食，头眩。慎柔谓：理宜敛阳气归于下焦丹田之内，下焦温暖，脾胃自健，水谷自化矣。用桂枝、白芍六分，五味子二分，白茯一钱，黑姜三分，人参五分，杜仲一钱，破故纸五分，炙草四分，汤泡半夏一钱，加煨姜，十余剂而愈（《慎柔五书·脾胃例》）。本案乃釜底无薪，水谷难化，假若不温肾火，只扶脾阳，则杯水车薪，无济于事。胡氏精灵机动，以健中化裁温补脾肾，是变化不越规矩之外耳。

（三）顾护生气　慎施戕伐

胡氏每诊老年疾患，首重胃气之有无。尝谓"病重之脉，有胃气则生，无胃气则死"。而在治疗上总不损伤脾胃，戕伐生机。慎柔顾护胃气的特点体现在选方用药多以缓方轻剂，而不用峻猛急方，如他选方多用六君补中益气，施药多以几分、一钱。如一妇人年五十余，素有心疼，久已疏矣。七月间旧病忽作，医以宽中导气削坚攻血等剂，致中气愈虚，不思饮食，神惫。迎慎柔治之，已五六日不食，六脉俱沉，唯脾胃弦细，似有神，寻亦难得。外证则心口痛，左胁胀硬，呕苦酸水，但能饮清汤，如吃米汤一口，即饱胀不胜。心木来克土之症也。然其人脉病虽笃，面色肌肉犹不甚脱。忆古人凭证不凭脉之语，投以异功散加吴萸、干姜、炒山栀三分，二贴，病失十五。再二贴而愈（《慎柔五书·胃脘痛例》）。

从上数端可以看出胡慎柔在老年病的治疗方面确多真知灼见，誉其书为调养指南，不为过矣！这种治老年病注重脾胃的学术思想，对于现今临床具有一定的指导意义。当然，补脾补肾，各有千秋，异曲同工，殊途同归。为了探求却病抗衰、延年益寿之术，诚宜集思广益，博采众说，融会贯通，灵活运用。

十三、虞抟防治老年病特点简论

明代虞抟名著《医学正传》一书，其内容丰富而精湛，自不待言。读书中有关老年病患章节，不得不叹服虞氏对老年病的预防与治疗，确是别出心裁，变通自如，奏效甚捷，颇堪借镜。

（一）贵在防患未然

虞氏著中指出："人之寿夭，各有天命存焉，凡人有生必有死，自古皆然。"此处所指"天命"，系先天父母之元气，所谓"父为天，母为地，父精母血盛衰不同，故人之寿夭亦异。其有生之初，气之两盛者（父母元气皆壮盛也，余仿此），当得上中之寿；受气之偏盛者，当得中下之；受气之两衰者，能保养仅得下寿，不然多夭折。"虞氏既肯定先天禀赋的重要性，也强调后天保养的必要性。他谆谆告诫人们"不可以常理拘泥论也"，即令是得天独厚者，若不注重摄养，"风寒暑湿之感于外，饥饱劳役之伤乎内，岂能一一尽乎所禀之元气耶。"虞氏认为，医者的天职在于"扶植乎生民各得尽乎天年也。"然则怎样才能扶植生民尽终天年呢？虞抟基于上述论点指出重在未病先防，采用补虚抗衰之法，以收却病延年之效。举出延寿丹（《千金方》）"中年后常服，可以却疾延年"；推崇斑龙丸（《青囊集方》）"老人虚人常服，延年益寿"。介绍"倒仓法"却疾养寿；长饮菊花浸水烹茶，可以延寿。并叮咛"养生君子，切宜防微杜渐"，切勿"强力复行"，避免"风雨外袭"，不宜过饥甚饱，以防内伤、外感由此而生。如众所知，病理性衰老比生理性衰老要出现得早，且是决定寿夭的主要因素。如何利用医疗手段以防治病理性衰老，对于健康长寿显然有着重要的意义。因此，虞氏防患未然的观点及其切实可行的摄生方法，颇多可资借鉴之处。

（二）补攻兼而施之

虞氏所学，悉宗丹溪，兼采刘（河间）、张（子和）、李（东垣）之说。由于出入各家藩垣，故诸子在老年病治疗上的不同见解，均对虞抟有着影响。值得称道的是，虞抟善于博收广集，自诸家学说中脱颖而出，形成了既不同丹溪之长于补虚，又与子和好用攻邪迥然有异的攻补兼施独特风格。如赵德秀才之母，年五十余，身体瘦小，得大便燥结不通，饮食少进，小腹作痛，六脉皆沉伏而结涩。虞抟先作血虚治，用四物汤加桃仁、麻仁、煨大黄等药，数服不通，反加满闷。后与东垣枳实导滞丸及备急大黄丸等药，下咽片时即吐出，盖胃气虚而不能久留性速之药耳。遂以备急大黄丸外以黄蜡包之，又以细针穿一窍，令服三丸。盖以蜡匮者，制其不犯胃气，故得出幽门达大小肠取效也（《医学正传·秘结》）。再如苏溪金贤九里，年五十三，夏秋间得噎证，胃脘痛，食不下，或食下良久复出，大便燥结，人黑瘦殊甚，其脉右手关前弦滑而洪，关后略沉小，左三部俱沉弦，尺带芤。虞抟曰：此中气不足，木有侮土，上焦湿热，郁结成痰，下焦血少，故大便燥结，阴火上冲吸门，故食不下。用四物以生血，四君子以补气，用二陈以祛痰，三合成剂，加姜炒黄连、炒枳实、瓜蒌仁，少加砂仁。又间服润肠丸，或服丹溪坠痰丸。半年服前药百余贴，病全安（《医学正传·噎嗝》）。以上治疗，虽把诸家之流风，但旁通虞氏之己意，二案补中寓攻，攻不伤正，真可谓竭尽攻补兼施之能事，较之前哲似胜一筹。

（三）善于匡扶正气

研读《医学正传》诸老年病验案，还可以从中窥出：虞抟治疗老年病尤其注重扶正气以祛除病邪。如对外感证，他反对用辛散发表之剂，主张以补中益气汤为主治之。虞云："外感无内伤者，用仲景法。伤寒挟内伤者……邪之所凑，其气必虚。补中益气汤，从六经所见之证加减用之。"可以想见，晚年之人多半体衰，屏障不固，难御外邪，故易感冒，且感冒后，往往正不胜邪，虞抟取补中益气汤，正意在扶正以祛邪。如东阳汤羽士，年五十余，素有喘病，九月间得发热恶寒证，喘甚，脉洪盛而似实。一医作伤寒治，而用小柴胡汤加枳壳、陈皮等药，六日后欲行大承气。一医曰：不可，当作伤食治，宜用枳实导滞丸。争不决，请虞抟视之。二医皆曰：脉实气盛，当泻。虞为诊后，晓之曰：此火盛之脉，非真实也。观其气短不足以息，当作虚治。乃用补中益气汤加麦门冬、五味子，入附子三分，煎服。二贴脉收敛，四贴而病减，六贴病痊安（《医学正传·哮喘》）。虞抟论曰："虚而多汗者，久服损真气，夭人天年"，此为医者每易忽视，能毋戒乎！

（四）取方神乎其技

虞抟治疗老年病的又一特点，是擅长用单方验方，尝谓："虽至微之物，而有回生起死之功"，读过医案，可知此论绝非虚语。如虞之长兄䙀德翁，年七十，秋间患小便不通，二十余日，百方不效，后得一方，取地肤草捣自然汁服之遂通（《医学正传·淋闭》）。"又如一子年将五十，夏秋间得痢疾，月余服药而少愈，秽积已，但尽糟粕，不食，昼夜五六次入厕，兼脱肛不安，又半月诸药不效。虞抟用祖传验方，用池塘中鳖一个，多用生姜米糒作羹，入砂糖一小块，不用盐酱熟煮，吃一二碗，三日不登厕，大肠自此实矣，肛门亦收而不脱"（《医学正传·痢》）。"再如一黄氏妇，年五十余，小腹有块作痛二月余。一医作死血治，予四物汤加桃仁等药，不效。又以五灵脂，延胡索，乳没，棱莪等作为丸服，又不效。请虞治，用金城稻藁烧灰淋浓汁一盏服之，过一时许予枳实导滞丸一百粒催之，下黑粪如梅核者碗许，痛遂止。后予生血润肠之药十数贴，调理平安"（《医学正传·腹痛》）。"另如一老妇人年五十三，血崩久不止，诸药无效，虞以橡斗、苍耳草根二物烧存性，用四物汤加白芷、茅花、干姜，煎汤调服经血自此而止，再不行矣"（《医学正传·妇人科》）。凡此单（验）方，效验异常，其运用之妙，堪称治老年病救急之一绝。

十四、试析喻嘉言治疗老年病

清代喻嘉言不仅在整理发挥《伤寒论》方面享有盛名，而且对老年病的治疗亦颇有见地。我们读《寓意草》，深觉书内论理精辟，治法周密，其中秘奥之处甚多，使人有美不胜收之感。兹就喻氏治疗老年病的经验，试作分析如次。

（一）肾中真阳　乃高年之命根

喻嘉言在阐发衰老成因时，十分注意肾阳的作用，指出"高年人唯恐无火。无火则运化艰而易衰。有火则精神健而难老。有火者老人性命之根"，此处所称之火，系指真火，亦即肾中之真阳。人所共知，人体各脏腑的正常活动均有赖于肾阳的作用，其中脾与肾阳之关系尤为密切，若肾阳衰弱，既可出现由于温煦生化作用不足所引起的精神疲惫、形寒肢冷等证候，还将导致脾阳不足，运化水谷失职，进而使生化衰竭。由此可见，喻氏称火为老人性命之根，确是要言不烦，击中要害。尚须提出，喻氏在衰老问题上偏持肾阳衰弱的观点，似乎忽视了肾阴虚亏的一面，其实不然，依喻嘉言之见，"经云，五十始衰，谓阴气至是始衰也。阴气衰，故不能自主而从阳上行。其霄越者，皆身中之至宝"。喻氏深谙"明平阳秘，精神乃治"的旨趣，并对此作了独具匠心的发挥，尝谓"夫人身之阴阳，相抱而不脱，是以百年有尝。故阳欲上脱，阴下吸之，不能脱也。阴欲下脱，阳上吸之，不能脱也"，"年高之人，肾水已竭，真火易露"。嘉言在分析真阳上脱之症时更明确地指出"肾为水脏，而真阳居于其中，……真阳既以肾为窟宅，而潜伏水中，凝然不动，……是以足供百年之用。唯夫纵欲无度，肾水日竭，真阳之面目始露。夫阳者亲上者也"。这就不难看出，喻氏所谓真阳上脱是建立在肾阴亏乏之上的。基于上述原因，所以他提出"阳气以潜藏为贵，潜则弗亢，潜则可久"。凡此之论，皆为喻嘉言治疗老年病的主导思想。

（二）收摄肾气　为老人之先务

喻氏肯定了高年之命根在于肾阳之后，紧接着就提出"收摄肾气，原为老人之先务"。在他看来，"肾中之气，易出难收"，"诚使真阳复返其宅，而凝然与真阴相恋，然后清明在躬，百年尝保无患"。这一观点始终贯穿于《寓意草》诸老年医案中。例如，有一江鼎寰先生者，望七高龄，精神健旺，偶有胸膈不爽，肺气不清，鼻多浊涕小恙，就诊时兼患齿痛。喻氏以天冬、熟地、石枣、丹皮、枸杞、五味等，收摄肾气药四剂，入桂些少为引经。服之齿痛顿止，鼻气亦清。第因喉中作干，患者未肯多服。而嘉言的门下医者素逢主，见治标热，不治本虚。喻嘉言辨曰：有火者老人性命之根，未可以水轻折也。昔贤治喉干，谓八味丸为圣药，譬之釜底加薪，则釜中津气上腾，理则然矣。与其孤阳上浮为热，曷若一并收归于下，则鼻中之浊涕不作，口中之清液常生，虽日进桂附，尚不觉其为热。矧清利润下之剂，而反致疑乎。又如，另一黄起潜老翁，春月病温，头面甚红。嘉言谓曰，望八老翁，下元虚惫，阳浮于上，与在表之邪相合，所谓戴阳之证也。阳已戴于头面，不知者更行表散，则孤阳飞越，而危殆立至矣。此证从古至今，只有陶节庵立法甚妙，以人参附子等药，收拾阳气，归于下元，而加葱白透表以散外邪，如法用之即愈，万不宜迟。黄家父子俱病，无人敢主，且骇为偏僻之说，旋即更医。投以表药，顷刻阳气升腾，肌肤粟起。又顷刻寒战咬牙，浑身冻裂而逝。并有石开晓者，病伤风咳嗽，未尝发热，日觉急迫欲死，呼吸不能相续。求嘉言诊之，见其头面赤红，躁扰不歇，脉亦豁大而空。喻氏谓曰：此证颇奇，全似伤寒戴阳证，何以伤风小恙亦有之，急宜用人参附子等药，温补下元，收回阳气，不然子丑时一身大汗，脱阳而死矣。渠不以为然，及日落，阳不用事，愈慌乱不能少支，忙服前药。服后稍宁片刻，又为床侧添同寝一人，逼出其汗如雨。再用一剂，汗止身安，咳嗽俱不作。嘉言询其病史，云连服麻黄药四剂，遂尔躁急欲死。然后知伤风亦有戴阳证，与伤寒无别，总因其人平素下虚，是以真阳易于上越耳。再如，喻嘉言治金道宾真阳上脱之证，剂中兼用三法：一者以涩固脱；一者以重治怯；一者以补理虚。嘉言认为"治真阳之飞腾霄越，不以龟鳖之类引之下伏，不能也。其次用半引半收之法。又其次用大封大固之法。封固之法，世虽无传，先贤多有解其旨者。观其命方之名，有云三才封髓丸者，有云金锁正元丹者。封锁真阳，不使外越，意自显然，先得我心之同矣"。

要之，喻嘉言论老年病力主"真阳上脱"，堪称巧思；其治疗以收摄肾气为要法，屡验不爽。这份珍贵的祖国医学遗产，诚宜取其珠玑，吸其精华，推崇而效法之！

十五、《清代名医医案精华》老年病治疗原则

近代秦伯未先生所辑《清代名医医案精华》一著，荟萃了清代二十位能工哲匠的临床经验结晶。是书法密而理深，学渊而验丰，其中所蕴含的老年病治疗思想，更是别开新境，堪为准绳。

（一）欲解时邪　务必注重正气

综观众家医案，可知诸贤对老年时令病的治疗，无不刻刻顾护体虚，时时着眼扶正，其所以注重正气者，乃在于老年时令病多虚中挟实。正如金子久所认为："耄耋之年，营卫应虚，风寒乘表虚而侵。"薛生白亦云："乃本元先怯，而六气得以乘虚"，两氏均明确地提出了暮年者因抗病力弱而易感时邪。不仅如此，薛氏还进一步指出；"弱体，久病不解，元气愈亏"，"正虚邪陷之象，深恐有厥脱之虞"（《王旭高医案》），有鉴于此，故对高年冬温、暑温等时病的治疗每以匡扶正气为先务。如薛生白所治一时邪案，尊体本阴虚，阳气并邪触发，热二十余日不解。盖阴液枯，不能作汗，邪亦不解。连剂养阴之后，邪少须，则大汗泄，是云行雨施，品物盛亨之候，何疑其脱耶？但弱体久病不解，元气愈亏。此邪稍出，大汗作，亦属接补关头，不容少懈耳。心静则气定而神住，切不可扰神气，致阳上升。药用人参、熟地、抱茯神、天冬、制首乌、牡蛎。本案蓄意浓厚，耐人寻味，解时邪而不施祛邪药，实开后学无穷之悟境，由此可概见扶正之要义。又如陈莲舫治一案，冬温郁蒸表里，有汗不多，大便旁流，呃忒口渴，当脘胀满，邪势方张，津液渐为劫烁，舌质红，苔色灰薄如烟煤。脉两手滑大，左右寸重按模糊，温邪愈趋愈深，犯胞络已有神

昏，动肝风又将痉厥。高年正虚邪炽，势防外脱内闭。药用西洋参、冬桑叶、全瓜蒌、光杏仁、黑山栀、羚羊尖、鲜石斛、淡竹叶、炒枳实、朱茯苓、干荷叶、鲜生地、活水芦根。此案正虚邪炽，劫烁津液，恐有外脱内闭之虞。陈氏于一派清热养阴泄邪之品中，冠之以西洋参为君，正意在匡扶正气。

（二）善治杂病　贵在着眼肾脾

"年过花甲，肾气必亏，即使善自调摄，亦不过少病耳"（《王旭高医案》），"花甲尊年，未免由下虚上，种种见证，无非肾不涵肝，肝邪侮土，积湿生风，太阳阳明为所受困。用药之义，胃主容纳，脾主输运，调补须化湿滞，肾主蛰藏，肝主柔顺，养阴须熄风燥"（《陈莲舫医案》）。王、陈所论，颇具卓识。彼等提出的老年内伤杂病的病变规律及其治疗大法，代表了清代名医治疗老年杂病的指导思想。深入揣摩诸家用方手眼，不难看出对老年中风、痰饮、哮喘、虚损、噎膈、积聚、疝气、痿躄、痹证、便秘及泄泻等病证的治疗，莫不重视脾肾。如王九峰治关格，年逾六旬，五液先亏，大便燥结，饮食不下。王氏以六味地黄汤合补中益气汤去萸肉治疗，其选方旨意显而易见。另有尤在泾治一痰饮案，往昔壮年久寓闽粤，南方阳气易泄，中年以来，内聚痰饮，交冬背冷喘嗽，必吐痰沫，胸脘始爽。年逾六旬，恶寒喜暖，阳分之虚，亦所应尔。不宜搜逐攻劫，当养少阴肾脏。方以肾气丸减牛膝、肉桂，加北五味、沉香。本案乃高年肾阳不足，水液难以输化而停积为痰饮作喘。尤氏审证精确，治病求本，以肾气丸化裁温肾化饮，杜绝痰饮之源，深合"病痰饮者，当以温药和之"的原则。同时，也体现了治老年杂病着眼肾脾的治疗思想。

（三）不论攻补　均应顾护中州

张仲华在一老年病案中指出："凡投补剂，必借胃气敷布故也"，这里强调了用滋补之剂，必先察胃气之强弱，苟胃气一败，百药难施矣。故对虚损之人，胃气受困或不足者，张氏主张先调脾胃，"须俟胃气日隆，方可峻补"。此语虽着墨不多，但入木三分，非明于人以胃气为本者，不能窥此堂奥！清代名医不仅施补剂借助胃气，而且攻病积也顾护胃气，慎勿伤正。如马培之治积聚，五旬有五，少腹结瘕，脾气陷而肛坠不收，食后有时痞闷，天癸当止，今夏忽来三次。肝脾两伤，冲任之气亦乏。拟用归脾加减，不宜峻攻以伤真气，所谓扶正而积自去也。药用党参、白术、当归、炒白芍、炒枣仁、木香、茯神、远志、砂仁、炙草、煨姜、红枣。又如丁甘仁治痢疾案，年五十阴气自半，肠中干燥，喜用西法灌肠，而转为下痢，色青如蓝，肛门时时坠胀，历五六日，片刻不能安适，谷食减少，舌中剥，边薄腻，脉虚弦。丁氏断为风淫于肝，肝木乘脾，失其健运而水谷精微变为败浊下痢。拟补中益气，去风化浊之治。药如清炙黄芪、炒防风、清炙草、银柴胡、蜜炙升麻、炒潞党、全当归、炒白芍、苦桔梗、陈皮。以上二案，一取扶正消积，一拟补中去浊，皆祛邪而不戕胃气也。

（四）立法遣方　确宜有章有守

治老年病最忌乱无章法，朝秦暮楚。王旭高指出："若欲除根，必须频年累月，服药不断。倘一曝十寒，终无济于事也"。如王氏治喘哮气急，原由寒入肺俞，痰凝胃络而起。久发不已，肺虚必及于肾，胃虚必累于脾，脾为生痰之源，肺为贮痰之器，痰恋不化，气机阻滞，尸触风寒，喘即举发。治之之法，在上治肺胃，在下治肺肾，发时治上，平时治下，此一定章程，终年常服。发时服方：款冬花、桑白皮、紫菀、苏子、沉香、茯苓、杏仁、橘红、制半夏、黄芩。平时服方：五味子、紫石英、陈皮、半夏、茯苓、薏苡仁、蛤壳、胡桃肉、杜仲、熟地。又如治虚损，先后天俱不足，痰多鼻血，阴亏阳亢之证；纳少腹痛，木旺土衰之兆，是以年将及冠，犹如幼稚之形，面白无华，具见精神之乏，治先天当求精血之属，培后天须参谷食之方，久久服之，庶有裨益。若一曝十寒，终无济也。

十六、各家学说"从本顾标"的老年病治疗观

人届老年，脾肾本虚，衰退既至，众病蜂起。正因为暮年本虚，抗病能力减弱，或无力托邪外出，或邪正对峙交争，故临床上往往反映出虚实兼并，虚实夹杂之复杂证候。

不可否认，老年人也有摄养有方、老当益壮而患病属实者，也有不注摄食、早衰之节单纯属虚者，但这些毕竟不是普遍现象，而临床常见者多系本虚标实之证。对实证当攻，对虚证宜补，此乃尽人皆知。唯遇虚实相兼者，补虚则忌留寇，泻实又恐伤正。对此，绝非单方面施补或取攻所能取胜。

临床表明，老年人患病不似青壮年之单纯，具有复杂、严重、多变诸特点。诸如同一感冒，青壮年似少兼有气短懒言，倦怠乏力，面白语微，四肢不温者。至于老年患淋证，除了具备尿频短涩，滴沥刺痛等特征外，还常常伴现腰膝酸软，少腹坠胀，面色㿠白等症象。

老年病固然复杂、严重、多变，但是只要临床留意研求，不难窥出其中某些规律，即除了具备一般疾病之特征外，大多兼有脾、肾本虚的现象。如感冒一病，既有恶寒发热等主要病症，又有面白肢冷等阳虚现象。而老年病之所以易动根本，这是由于老人之生活经历长，屡遭多种疾患的长期侵袭，久病及本，或因老者体衰，难任外邪，侵损及本，以致本虚标实，正不胜邪，动辄易变易危。如外感表证，对青壮年来说可谓区区小疾，若在老年则不然，它极易使肺、心、肾受累，往往出现咳逆、喘促、心悸等情况，甚至致沉疴危症。前贤实践告诫我们，治疗老年病倘若不顾本虚，妄用祛邪，势必酿成大祸。如《续名医类案》载一妪年届七旬，伤寒初起，头痛身疼，发热憎寒。医以发散，

数剂不效，淹延旬日，渐不饮食，昏沉口不能言，眼不能开，气微欲绝，舛错之因，乃在于不审病机，误投表散。恰似王孟英所云："卫阳不固，风邪外入，有根蒂欲拔之虞。误投表散，一汗亡阳。"（《回春录新诠》）

毋庸讳言，老年病也有误补助邪，以致加剧病情者。如《名医类案》载钱中立治周训导案，周年五十时，患痰火之证，外貌虽瞿，禀气则厚，性不喜饮。医视脉孟浪，指为虚火，用补中益气汤加参术各五钱。病者服药逾时，反致气喘上升，喘息几殆。钱视曰，此实火也，宜泻不宜补。痰气得补，火邪愈积，岂不危殆。

有鉴如此，历代名家治疗老年病多采用扶正培本为主，兼以祛邪顾标之法则。正如明·李中梓所主张的"在老人虚人，皆以温养脾肺为主，稍稍治标可也。若欲速愈而亟攻其邪，因而危困者多矣"（《医宗必读·咳嗽》）。这里提出的对老年病以治本顾标的思想确属切中肯綮。案如钱台石年近六旬，昏倦不能言，鼻塞，二便闭，服顺气疏风化痰之剂，已濒于危，中梓以补中为主，佐以祛风化痰，方以大剂补中益气加秦艽、钩藤、防风、竹沥。再剂而神爽，加减调治五十日始愈（《医宗必读·真中风》）有关对老年病采取治本标顾的方法，在历代医家医案中屡见不鲜，仅举此案，可见微知著。由此还可看出，所谓治本即从培补脾肾入手，而所谓顾标乃随标证选药。

"治本顾标"不同于一般所言的"扶正祛邪"。因它不是扶正和祛邪参半，而是以扶正为主导，祛邪以顾标。这一法则有着临床实践基础，它寓于许多治疗老年病的有效方剂中，如益气解表的玉屏风散（黄芪、白术、防风），温阳利水的真武汤（附片、白芍、白术、茯苓、生姜），益肾治喘的参蛤散（人参、蛤蚧、茯苓、知母、甘草、杏仁、川贝、桑白皮），健脾运湿的资生丸（人参、白术、茯苓、甘草、陈皮、山药、建莲、芡实、薏苡仁、扁豆、神曲、楂肉、麦芽、厚朴、蔻仁、藿香、泽泻、桔梗、川连），益气通络的补阳还五汤（黄芪、当归、川芎、赤芍、桃仁、红花、地龙）以及培本祛风湿的三痹汤（黄芪、续断、党参、茯苓、当归、白芍、川芎、熟地、杜仲、川膝、桂心、独活、秦艽、防风、甘草）等，而在治本顾标思想指导下活用的验方更是不胜枚举。实践证明，治本顾标法则可执简驭繁，在它的指导下确能解决一些老年常见病、疑难病。笔者运用这一法则治疗老年病，收益良多。

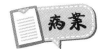

陈某，男，58岁。患阵发性肉眼血尿2月余。经B型切面显像，腹部平片检查，尚未发现异常。后经病理检验，报告发现少数核异质细胞。服西药治疗不应，仍小便带血，其色鲜红，伴有头晕，目眩耳鸣，口干神疲，腰膝酸软，脉细数，舌质红间布裂纹。尿检：肉眼血尿，蛋白（++），红细胞（++++），脓细胞（−）。病系肾水亏虚，阴虚火旺。治当滋阴凉血，佐以清火止血。方用六味地黄汤合二至丸加味。药如：地黄12g，山药10g，丹皮10g，泽泻10g，茯苓10g，山萸肉10g，女贞子15g，旱莲草15g，淡竹叶10g，芦根10g，山栀6g，白茅根24g，藕节10g。守方服至25剂，小便逐渐转清，尿常规复查转阴。原方再进10剂以巩固善后，诸症悉除。停药观察半年，未见复发。

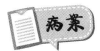

朱某，男，56岁。素患肝阳眩晕症。曾在1975年卒中，经针刺治疗数月而瘥。于1978年6月又复中风，左半身偏废不举，再施针术，1周未应。因患者求愈心切，故由家属抬送来诊。症见神清，口眼右㖞，舌伸出歪向左侧，质淡而嫩，边呈齿痕，询之头昏，言语謇涩，左侧上、下肢呈弛缓性瘫痪，触之不晓痛痒，脉虚缓。缕析脉症，病由肝肾、气血亏虚，风木鸱张。据证拟案，治以培补肝肾，兼益气血，佐以通络。方取三痹汤加味：黄芪12g，续断12g，党参10g，茯苓12g，当归10g，白芍10g，川芎6g，熟地1.2g，杜仲10g，怀牛膝9g，桂心1.5g，甘草6g，独活6g，秦艽6g，防风10g，陈皮3g。上方连服25剂，患侧下肢功能逐渐恢复，可独自下床挽扶步行。原方迭进10剂，上肢亦可握物，生活可以自理。随访至今近5年，未见反复。

上举 2 案，皆以补虚培本为主祛邪顾标为辅。

治本顾标法用于治疗老年病属虚实相兼者之所以能恰到好处，在于它寓有扶正以驱邪和祛邪而不伤正之特点，可收安内攘外之效。故能综合老年本虚标实的病机，每试每能中的。当然，治本顾标是治疗老年病之一重要法则，而不是唯一的法则。

十七、"虚中挟瘀"治疗老年痛证的各家治法

疼痛诸证，尽管部位不一，在发病机制上确有共同之处，即所谓"不通则痛"。举凡外寒稽留，暑热外侵，肝气郁滞，瘀血内结，饮食停滞，虫积绕脐，金刃外伤等，皆可使人体营卫凝涩，经络闭阻，气滞血瘀，而致疼痛。但老年痛证又有其特殊规律可循，与青壮年痛证在病机上迥异。盖一般痛证多因病邪阻滞气机而引起，而老年痛证并非如此。衰年之人，由于脏腑虚衰，"血气懈惰"（《灵枢·天年》），"久病多瘀"（《医学衷中参西录》），此为"虚中挟瘀"之一方面，再者，衰弱之体，"其肉不石，数中风寒，血气虚，脉不通"（《灵枢·天年》），又为"虚中挟瘀"之另一方面。所谓"瘀"者，阻塞不通也，绝不仅限于血液"瘀"滞，寒邪凝滞经络者，瘀也；宿食停滞胃肠者，瘀

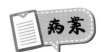

何某某，男，50岁，1981年8月4日初诊。年届四十岁后，常发偏头痛，每月4～5次，每发于中午12时许，持续到傍晚6时后方能缓解。发作时头左侧空胀痛，伴有头晕、目雾，痛剧则吐，脉弦细数，舌红少苔。据症治用杞菊地黄汤加味：枸杞12g，菊花12g，生地12g，山药10g，丹皮10g，泽泻10g，云苓12g，女贞子12g，旱莲草12g，粉葛12g，丹参12g。连服30剂，偏头痛仅发2次，但痛势减轻，原方再进20剂，痛未再发。

《临证指南医案》谓："中年阴中之阳已虚，内风偏头痛。"可见，"人逾中年，肝肾阴亏，可致头痛。"然痛久必瘀，故本案以滋养肝肾之阴为主，佐以粉葛、丹参通脉活血，终使肝络得通、得养而偏头痛消除。

也，一言以蔽之，凡气机为病邪阻滞者，概可言"瘀"。发病上由虚致瘀，表现为"虚中挟瘀"，恰恰是老年痛证之主要机理。诸如：老年"痛风"（痹证），在病机上既有肝肾虚弱，气血不足之"虚"；又兼风寒湿邪阻闭经络之"瘀"。又如老年胸痛，更是以心肺正虚为本，寒、瘀、痰病邪为标之"虚中挟瘀"之证。

鉴于老年痛证之"虚中挟瘀"之病理特点，在治法上就不应拘泥于"通则不痛"，以通为主治痛之一般原则。《医学传真》曰："夫通则不痛，理也。但通之之法，各有不同，……虚者助之使通"，对老年痛证诚宜扶虚祛瘀，补中寓通。

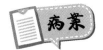

李某某，男，57岁，1983年5月20日就诊。素患高血压，形体肥胖，阵发性心前区绞痛已3年，每发含服硝酸甘油片而缓解，某院诊为冠心病。症见胸闷，气短心悸，面白无华，四肢厥冷，舌淡微紫，脉沉涩。病属胸痹，乃阳虚血脉凝滞所致。治宜温阳益气，补虚化瘀。药用：黄芪20g，丹参30g，全瓜蒌12g，薤白10g，桂枝10g，川芎10g，当归10g，红花10g，桃仁10g，半夏10g，甘草4g，石斛12g，服药60余剂，症状日渐消失，心绞痛不再发作。

老年"胸痹总因阳虚，故阴得乘之。"（《医门法律》）治用温阳益气，活血化瘀，每能切中肯綮。

刘某某，女，76岁，1984年8月1日初诊。7月初突发胆绞痛而去市某医院，检查右上腹剑突下压痛，伴右肋间肌紧张，可扪及3cm×5cm肿块，莫菲氏征（＋）。经做B型超声波，报告：胆囊10cm×4.2cm，壁毛糙，其内可见强光点伴声形，肝脾正常。诊断为胆石症（泥沙样结石）并感染，经住院半个月抗炎、解痉治疗，病情控制而出院。7月28日在家又发作一次，胆绞痛剧，持续5~6小时，吐后方止。今日右胁又痛，兼有口苦咽干，纳呆恶心，气短，便秘（3日未行），溲黄，脉弦细数，舌苔黄腻。据证治拟益气导滞，疏肝利胆。药用：条参10g，柴胡9g，生军3g，黄芩6g，芍药10g，广木香9g，枳壳9g，郁金9g，金钱草15g，银花10g，鸡内金3g，炒莱菔子10g。服药5剂，大便已通，下先硬后软便，知饥能食，右胁痛止。予原方生军易熟军，条参加至12g，继服5剂，大便稀溏，日行1次，胁不再病，唯黄腻苔尚未退净。予上方条参加至15g，再服5剂以善后。观察大半年，胆绞痛再未复发。

本案系高年肝胆气衰，疏泄失利，湿热熏蒸，煎熬津液成沙石淤积而痛。经用益气导滞，疏利肝胆之法，使泥沙由大便而下，痛遂消除。

十八、从"痰"论治几种老年精神病

随着当代身心医学的崛起，老年精神病日益引起人们的注视。据统计，老年期精神障碍的发病率是青年的 3～6 倍。老年人为什么好发精神病变？中医认为，老年神志病变与下列因素有关：其一，五脏之衰退，如"六十岁，心气始衰，苦忧悲……，八十岁，肺气衰，魄离，故言善误"（《灵枢·天年》）。其二，七情之内伤，《脉经》："愁忧思虑则伤心，心伤则苦惊，善忘，善怒"。其三，六淫、五邪之伤，如痰火上扰，神明被扰而昏迷等。本文仅从内生五邪的痰之一端，探讨几种老年精神病的治疗。然老年精神病为何与痰密切相关？笔者认为，老年人一方面因脾土虚弱，肾阳亏衰，肺失制节，肝胆气郁和

陈某某，男，63 岁，1985 年 10 月 15 日就诊。中风（脑血栓形成）年余。经中药、针灸治疗，可以跛行。近半个月来，情感易激怒，兴奋骚动，爆哭爆笑，言语不休，语无伦次，伴有面红目赤，动作不稳，肢体震颤、麻木，大便秘结，脉弦滑数，舌红苔黄腻。症系痰火上扰。治拟涤痰泻火。方取小承气汤合黄连温胆汤加减：生军 6g，枳实、橘红、姜半夏、茯苓各 10g，生甘草 5g，淡竹茹、胆南星各 10g，莲心 6g，黄连 3g。连服 10 剂，大便通畅，性情平静如常，舌面黄腻苔退，质色转为淡红。易法，调理善后。

"狂之为病，多因痰火结聚而得"（《医家四要·病机约论·癫狂》），故治宜直折痰火，痰火一清，神明自安。倘泥于年高，而不见病症属实，畏用大黄等苦寒峻攻，则难免助贼为殃。

三焦气塞而使水湿失运，精微不化，气血不畅，聚而为痰；另一方面因体，衰易于外感六淫，内生五邪，寒凝，湿聚，火热煎熬津液成痰。痰浊既生，客于体内不同脏腑，又可变生许多神志病变。《医阶辨证》曰："痰因风而生者，病在肝，心多躁怒，变生病为瘫痪，为喎僻，为掉眩，闷乱，为风痫，搐搦；痰因热而生者，病在心，烦热，多喜笑，变生病为头风，为烦躁、怔忡、懊恨、惊悸、癫厥；痰因湿而生者，病在脾，肢体沉重，嗜卧；痰因气而生者，病在肺，悲愁不乐；痰因寒而生者，病在肾，多恐怖；痰因惊而生者，病在心胆，时惊骇，变生病为惊、痫、狂、癫、厥。"可见老年精神病与痰密切相关。笔者在临床上常从痰论治此类疾病，得益殊多。

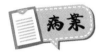

王某某，女，65岁，1983年9月3日就诊。旧有高血压眩晕病史。2日前猝然昏仆，昏不识人，口眼喎斜，左半身不遂。症见神志昏蒙，询之偶有所应，随即又见鼾睡，兼见颜面潮红，呼吸气粗，口臭身热，大便秘结，唇舌红，苔黄腻，脉弦滑而数。症系痰热郁阻，风火内闭。治拟豁痰开窍，清肝熄风。方用桑钩二陈汤加味：桑叶10g，钩藤18g（后下），橘红10g，姜半夏9g，茯苓12g，胆南星、石菖蒲各10g，淡竹茹、川贝各12g，天竺黄6g，莱菔子18g，枳实6g。服5剂再诊，虽仍鼾寐，但偶能睁眼识人，已大便2次。守方迭进10剂，神志转清，化险为夷。遗留口眼喎斜，言语謇涩，半身不遂作中风后遗症调治而瘥。

昏迷属清窍失灵，神明失用。但其中有邪蔽清窍与神明不守之分。本案系痰浊之邪上扰阻蔽清窍，致阴阳逆乱，神明被蒙，故治以豁痰开窍，使病人转危为安。

段某某，男，69岁，1984年11月6日就诊。中风（脑血栓形成）经治愈3年。因病人好静少动，嗜食肥甘，致形体日丰。近半月来，神情痴呆，沉默不语，动作娴静，生活懒散，饮食少思，呕吐痰涎，舌淡水滑，苔白腻，脉滑。症属痰气上逆，神志迷蒙。治拟化痰开窍。方用顺气导痰汤合菖蒲郁金汤加减：法半夏、橘红、胆南星各10g，广木香9g，石菖蒲10g，郁金9g，枳实6g，茯苓12g，香附10g。守法连服30剂，精神、饮食恢复常态。嘱忌过逸，宜小劳，戒肥甘，以杜绝痰湿再生。

陈士铎云："治呆无奇法，治痰即治呆。"真谓要言不烦矣。

十九、论耄年病的"反治"特点

耄年，可称人生少、壮、老、耄之最后一个阶段。

毋庸置疑，耄年之人由于衰体受病，故临床多见虚衰之象，所谓"衰者彰之"，此种逆疾病症象而治的"正治"法，确为临床之常用方法。然而，实践表明，某些复杂严重的疾病，表现的某些症状每与病变的性质不符，甚至可出现一些假象。尤其是人届耄年，处于生命极期，"至虚可见盛候"，有些患者临终前会出现"回光返照"或"残灯复明"等反常现象。对此，必须明察秋毫，细审脉证，透过现象寻本质，针对疾病的本质选方施药。例如耄年患便秘，往往是因为肺脾气虚而大肠传导无力所引起。又如某些耄年发热，并非由于阳盛。而是起于阳虚。对于气虚便闭者，只能以补开塞，而因阳虚导致的发热，也只宜甘温除热。凡此顺从疾病的征象而治的方法，通常称作"反治"法。笔者在实践中深感"反治"不失为耄年病治疗的又一特点。

（一）淋不忌补

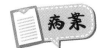

柳某，男，87岁，1984年10月22日就诊。患小便频数短涩，淋沥刺痛，余沥不净月余。面色㿠白，气短汗出，少腹坠胀，脉虚细，舌淡白。综合病因脉证，可知病系中气下陷，膀胱气化失利所致。治拟补中益气，以补开塞。用补中益气汤加味：黄芪12g，党参10g，白术9g，陈皮9g，柴胡6g，升麻6g，炙甘草6g，当归9g，补骨脂5g。服药10剂，小便通利。是中气举，化气而水道自利矣。方中之所以加补骨脂者，乃取"少火生气"之意。

古有"淋病忌补"之说。如《证治汇补》谓:"气得补而愈胀,血得补而愈涩,热得补而愈盛。"此概言实淋耳!

盖耄年患斯疾,其淋沥涩痛虽貌似实证,然多由脾虚中气下陷,或因肾虚下元不固而引起膀胱气化不利所致。其发病机理与湿热蕴结于膀胱等实热证迥然有异,故治宜以补开塞,非补而不能通。

(二)塞因塞用

耄年大便闭塞,多因肺气虚而大肠传导无力,或由肺与大肠津枯失润所致。如因中气不足者,宜用健脾益气之法以补开塞,使脾肺之气得以充沛,传导有力,则大便自然通畅。

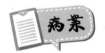

周某,女,82岁,1981年8月24日就诊。患者近1周来未更衣,虽有便意,但临厕苦挣难出,且小便短少,伴有面浮肢困,纳谷不振,腹部坠胀,神疲乏力,脉虚,舌淡苔白。此乃脾肺气虚。治拟益气健脾,以补开塞,药用:党参10g,茯苓12g,白术9g,扁豆15g,陈皮10g,甘草6g,莲米10g,山药10g,砂仁9g,薏苡仁12g,桔梗9g,大枣4枚。服药5剂,便秘解,小溲长,饮食开,余症轻。继服5剂,病告痊愈。

(三)痛用补法

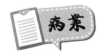

徐某,男,80岁,1983年5月10日就诊。脱衣受凉,胃脘疼痛暴作,其势较剧,坐卧不安,但热敷或揉按则痛势稍减,伴纳食减少,手足不温,便溏神疲,气短乏力,脉弦细,舌淡白。病系脾胃阳虚。治拟温补脾胃,用香砂六君丸加味:砂仁10g,广木香9g,条参12g,白术10g,茯苓12g,甘草5g,陈皮9g,法半夏9g,干姜1片,大枣4枚,肉豆蔻10g。服药5剂,复诊疼痛若失。原方继进3剂，以资巩固。

　　痛无补法、是通则不痛，痛随利减。然本案系脾胃阳虚，胃络失于温煦，加之感受寒凉，更阻遏脾胃阳气，致使寒凝疼痛。而一旦阳气振奋，寒邪自化，胃络得养，则其痛自除矣！

（四）热因热用

　　吴某，男，81岁，1983年11月10日就诊。居住密室，未感外邪，但猝然发热，周余未退，兼有头晕乏力，气短懒言，食少便溏，倦怠嗜卧，舌淡苔白，脉细弱。病系中焦虚寒，因之虚阳外越。治宜甘温除热，热因热用，用补中益气汤加味：黄芪12g，白术10g，党参10g，陈皮9g，柴胡6g，升麻6g，当归8g，甘草5g，大枣4枚，干姜1片。守方连进10剂，热退而诸症悉除。

　　本案发热，非自外感，而系内生，由于病因阳虚而发，所以用甘温除热而获愈。

二十、从"髓空窍瘀"探讨阿尔茨海默性痴呆的早期防治

阿尔茨海默性痴呆与脑血管性痴呆，占老年性痴呆的 80% ~ 90%。我们曾撰文"从痰瘀论治老年脑血管性痴呆"，而在进一步探索中，发现"髓空窍瘀"是阿尔茨海默性痴呆的主要病理改变，对早期防治可起积极作用。

（一）阿尔茨默性痴呆形成的关键在于"髓空窍瘀"

阿尔茨海默（Alzheimer）病，称弥漫性大脑萎缩症，是一种脑萎缩所致的进行性脑器质性痴呆，尽管现代医学对其发病原因至今尚不明了，但临床资料表明，本病多在 50 岁以后起病，最早出现记忆障碍、健忘，早期为人格改变，情感失禁，可出现失语、失用、震颤等，之后则发展迅速形成广泛的智能退化，多数病人可进行性严重痴呆，平均 5 年左右，最后因感染、压疮、外伤、骨折等继发疾患而死亡。

从中医学角度来看，"脑为元神之府"（《本草纲目》），"灵机记忆来源于脑"（《医林改错》）。但脑的这一健康功能必须以"髓海有余"和"清阳之府"为基础。若"髓海不足"、清阳之窍被蒙，势必出现诸精神神志变化。《灵枢·海论》说："脑为髓之海"，"髓海有余，则轻劲多力，自过其度"，"髓海不足，则脑转耳鸣，胫酸眩冒，目无所见，懈怠安卧"。《类证治裁》也说："脑为元神之府，精髓之海，实记性凭也"。《医林改错》更明确地指出："小儿无记性者，脑髓未满，高年无记性者，脑髓渐空"。

显而易见，"老年健忘者，脑渐空也"（《本草备要》）。笔者在门诊所见脑 CT 检查提示轻度脑萎缩的患者，除诉及健忘、耳鸣或脑鸣，腰膝酸软诸精髓

不足症状外，并无痴呆见证。笔者以为，痴呆的出现，是在髓空的基础上，加之痰、气、血瘀结于脑窍而致。如众所知，痴呆属中医"癫证"的范畴，"癫狂一证……气血凝滞脑气，与脏腑气不相接，如同做梦一样"（《医林改错·癫狂梦醒汤》）。至于《辨证录》之"治呆无奇法，治痰即治呆"的名言，则强调了"痰"与"痴呆"的密切关系。

刘某，女，60 岁，1989 年 6 月 27 日以肺部感染收入院。病起于夜间睡觉不知盖被子而受寒凉，追询病史，家属诉 2 年前脑 CT 检查报告"脑萎缩"。证见：面容痴呆，行动迟缓，思维迟钝，言语重复，记忆障碍，睡眠倒错，常开衣露胸脯而无羞耻感，纳呆食减，不知饥饱，成天卧床懒起，舌质紫暗，苔厚腻，脉弦滑。其痰、气、血瘀结脑窍，诸证显而易见。

必须指出，由"髓空"到"窍瘀"是一个渐进的过程，且互为因果，恶性循环，髓空为窍瘀创造了一定条件，窍瘀又使脏腑气不相结，髓生化补充无源，而进一步亏空。

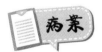

姜某，男，61 岁，1990 年 2 月 7 日入院。患者 1986 年脑 CT 检查发现脑萎缩，虽觉记忆减退，但一直坚持工作。今年 1 月 20 日自觉右侧肢体活动欠利，再做脑 CT 检查发现多发性腔隙脑梗死。而入院前午睡起床找鞋突然跌仆，轻度偏瘫，右侧鼻唇沟略浅，言语謇涩，舌质暗红，苔白腻，脉弦细。本案系由髓空发展为窍瘀的一个例证。

要而言之，以脑萎缩为特征的阿尔采默性痴呆，在中医学看来，是年老髓空窍瘀的结果。

（二）阿尔茨海默性痴呆一旦形成，往往难以逆转

防治于早期，将病截之于髓海不足时的"健忘"，不至于演变为髓海亏空、

清窍瘀阻的"痴呆"。这一观点的提出，是基于上述本病最早出现记忆障碍，且从"髓海不足""髓渐空"到"髓空窍瘀"是一个渐进的过程。

健忘，这是一般老年人常见的现象，往往不认为是病。但是，如果健忘的程度比较严重和突出，就要考虑是否患有老年性痴呆。

阿尔茨海默性痴呆的重要症状，最早出现记忆力障碍，尤以近记忆力，如吃过饭忘了而又要开饭，出门后不知原路回家，甚至连自己的名字也忘记了。以后则理解、判断、计算等智力活动全面下降，难以胜任家务和工作。部分患者因近记忆障碍，忘记放的东西而疑被偷窃的妄想观念及被迫害妄想，有的还有视听幻觉。

"高年无记性者，脑髓渐空"，根据王清任这一观点，治健忘宜从填髓益脑着眼。《太平圣惠方》牛髓煎丸、鹿髓煎，《全生指迷方》之补髓丸，《古方八阵》补髓丹均为补精生髓名方。而近世临床多用《景岳全书》左归丸、右归丸益肾填精补髓。如陆曦氏在《福建中医药》1989 年第 1 期报道"中西医结合治疗老年性痴呆"就是以左归丸、右归丸等加西药脑代谢活剂。笔者体会，在诸方基础上，应加用诸益智品。诸如：人参，"开心益智"（《本经》）；五味子，

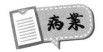

肖某，男，65 岁，1987 年 3 月 10 日就诊。患者近半年来记忆力明显减退，遇事善忘，思维迟钝，人格改变，不喜与人交往，家属诉其做事有头无尾，有时吃过饭后忘了又要吃，家人苦不堪言。脑 CT 扫描提示轻度脑萎缩。诊见：神情呆滞，腰膝酸软，少寐多梦，气短乏力，纳少便溏，舌淡苔白边呈齿状，脉细弱无力。证系年老髓空，元神虚衰，治以填髓益脑抗呆。方用枕中丹加味：败龟板（先煎）、龙骨各 12g，石菖蒲 8g，远志 9g；核桃肉 10g，熟地 12g，五味子 10g，茯苓、黄芪各 12g，条参 15g，白术、当归、白芍、陈皮各 10g，炙甘草 8g，肉桂 1.5g，大枣 5 枚。1 日 1 剂，每剂煎服 2 次。守方连进 3 个月，记忆力逐渐增强，注意力尚能集中，可以联想事物。嘱常服右归丸、人参养荣丸巩固善后。本案以填髓益脑为主，加用补脾之品，旨在"中宫输精及肾"，通过调理脾胃起到养精生髓的作用。

"使人精神顿加"(《千金要方》);益智仁,"益气安神"(《本草拾遗》);肉苁蓉,"益髓,悦颜"(《药性论》);龙眼肉,"久服强魂魄,聪明"(《本经》);枸杞子,"补益精诸不足"(《药性论》);杜仲,"强志"(《本草经疏》);酸枣仁,"益志""聪耳明目"(《本草再新》);柏子仁,"疗恍惚"(《别录》);远志,"治善忘"(《本草纲目》);龟胶、鹿胶等,均为填髓益神要药,临证可灵活用之。

必须提及的是,古人治健忘均加用开窍药。如治忘名方"不忘散":远志、人参、茯苓、茯神、石菖蒲(《证治准绳》),"孔圣枕中丹":败龟板、龙骨、石菖蒲、远志(《千金方》),可资借鉴。窍闭神蒙,且窍通有利于生髓,其意显然。

二十一、老年病治疗研究中值得商榷的几个问题

古今医家对老年病的治疗研究，历来就存在着许多颇有争议的问题，其中较为突出的不外以下三点：主攻与主补；补先天与补后天；食治与药治。诚然，苟能弄清这些问题，必将有利于研究之深入，且对临床实践，亦将有着积极的意义。

对老年病可否主攻，这是古今医家最有争执的问题。主攻与主补互相驳难，犹如水火。在大多数看来，老年人由虚致衰，因衰而病，故在治疗上应从补虚入手，但是，金元·张子和却认为老年病应以攻邪为主。子和指出："养生与攻疴，本自不同，今人以补剂疗病，宜乎不效"，"病之一物，非人身素有之也。或自外而入，或由内而生，皆邪气也。邪气加诸身，速攻之可也，速去之可也，揽而留之何也。"子和非但立论新奇，而且效验卓著。且观《儒门事亲》不难看出子和对诸老年疾患用吐、下法治疗，往往药到病除，恰到好处。

由于主攻论在老年病之治疗上独开新境，子和成为医家的众矢之的。如元·邹铉指出："衰老之人，不同年少真气壮盛，虽汗吐转利，未至危困。其老弱之人，若汗之则阳气泄，吐之则胃气逆，泻之则元气脱，立致不虞，此养老之大忌也"（《寿亲养老新书》）。邹氏此论也并非不无道理，祖国医史在老年病的治疗方面，亦确有误攻致危之案例。正因为如此，后世视子和之法为畏途者不乏其人，影响持至今日，信补蔑攻者大有人在。

一般情况下老年病虚证居多。据证拟案，应以补虚为主。但是，临床上所见实证或虚实相兼证亦复不少。对此，若囿于偏见，岂不误补益疾，助贼为

殃。显而易见，所谓吐下为养老之大忌绝不是持平之论。以愚之见，老年病并非绝对不能主攻，问题在于如何细审虚实，对证施攻。

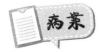

　　彭某，女，58 岁，系农村社员。素体壮实，半年前臀部两侧坐骨处各长一肿块，如鸡卵大，坐卧受限，苦不堪言。来汉经市某医院穿刺做细胞学检查，报告为"臀部两侧脂肪瘤"，因慑于手术而来我科就诊。切得脉涩而有力，舌质有瘀斑。综合脉证，治以活血化瘀，软坚散结。药用：当归 12g，丹参 30g，枳壳 9g，三棱 6g，莪术 6g，昆布 12g，夏枯草 12g，生牡蛎 20g（先煎），川牛膝 12g，酒少许为引。服药 20 剂，肿块逐渐变软消失。遂停药，嘱食养。随访 5 年无恙。本案年虽高，但证属实。经曰："坚者削之，故攻之无妨。"必须强调的是，对于证实而急切者，尤须当机立断，速攻取胜，否则贻误病机，后患无穷。如吴某，女，62 岁。素体健壮，猝感眩晕，言謇语涩，左半身不遂，神志时清时昧，口眼右㖞，大便秘结，口张浊气喷人，舌质红，苔黄腻，脉滑数有力。缕析脉证，知为积热内结，痰火生风。治宜通腑平肝，祛风化痰，方取三化汤损益。药用：生军 9g，枳实 9g，莱菔子 9g，石决明 12g（先煎），钩藤 12g（后下），菊花 9g，白蒺藜 9g，姜半夏 9g，全瓜蒌 9g。服药 3 剂，便结通，神志清，唯口苦。原方生军减至 3g，加代赭石 30g（先煎），玄参 12g。服 3 剂再诊，大便如常。易方以羚羊钩藤汤（羚羊角加玄参）加诸活血通络品，连服 9 剂而愈。至今 4 载，未曾反复。此案系痰热生风之实证。若循诸常规，用补阳还五汤势必大错，或取凉肝熄风，更何异于扬汤止沸。只宜釜底抽薪，通腑清热化痰方能见功。要之，老年病属实证者不仅可攻，而且必须速攻。但是，应中病即止，久则伤正。至于虚证或虚中挟实者，又当它论。诚不可罔论青红皂白，贸然主攻也。

　　"补脾不若补肾"，"补肾莫若补脾"，这是治老年病主补派又有争论的问题之一。如宋·严用和提出："补脾不如补肾，肾气若壮，丹田火经上蒸脾土，脾土温和，中焦自治"（《重订严氏济生方》）。金元·朱丹溪则认为："补肾不如补脾，脾得温则易化而食味进，下虽暂虚，亦可少回"（《格致余论》）。补肾与补脾之争不仅只限于两宋金元，而且沿袭到明清。诸如明·胡慎柔提出：

"先天固有损者，非后天损之，无以致病。后天既损之矣，而先天又何能无损。治先天者，治后天耳，岂能舍后天治先天"（《慎柔五书》）。清·喻嘉言则提出："高年人唯恐无火，无火则运化艰而易衰。有火则精神健而难老，有火者老人性命之根"，并主张"收摄肾气，原为老人之先务"（《寓意草》）。应当肯定，持补肾或补脾者，乐山乐水，各有擅长。但也必须指出，既有所长，必有所短。事实上，若单用补肾或补脾者，在临床上必有局限。

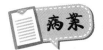

　　欧阳某，男，76岁。症见小便不畅，点滴短少半年余，近月来时欲小便而不得出，或出而量少不爽利。兼有小腹坠胀，神疲纳呆，气短，脉沉弱，舌质淡苔薄。

　　熊某，男，64岁。小便频数，溲时不畅，排出无力2月余。伴有腰部酸痛，畏寒喜暖，神气怯弱，舌质淡白，脉沉细。审上例二证，前者无疑属中气下陷而气化不利，后者系肾阳不足而气化不力。据证分别拟以补中益气，温阳益气法。方取补中益气汤和济生肾气丸加味而收功，足见补肾与补脾各有所宜。正如明·李中梓云："补肾理脾，法当兼行。然方欲以甘寒补肾，其人减食，又恐不利于脾。方欲以辛温快脾，其人阴伤，又恐愈耗其水。两者并衡而较重脾者，以脾土上交于心，下交于肾故也。若肾大虚，而势困笃者，又不可拘"（《医宗必读》）。中梓之论，实开后学无穷之悟境，一言以蔽之，脾虚者，补之于脾，肾虚者，补肾而兼顾及脾，两者俱虚则宜脾肾并补而重于脾。圆机活法，制常应变。

　　食治与药治是治疗老年病又一个意见不统一的问题。金·张子和认为："养生当论食补，治病当以药攻。"元·邹铉提出："老人之性，皆厌于药而喜于食，以食治疾，胜于用药"（《寿亲养老新书》）。近世也亦有人提出，少吃药或不吃药，用饮食疗法能防治多种老年病。但据计苏华对我国194名50～99岁去世者的死因调查表明，没有一例是"无疾而终"的老死。这些致亡病因有心脑血管疾病，恶性肿瘤，肺炎，尿毒症，肝硬化，消化性溃疡出血等。凡此疾病绝不是食疗所能胜任的。笔者认为，老而衰，衰而病是新陈代谢的规律，有病就应以药物来治疗也是无可非议的。那种主张不吃药或把饮食疗法当作万能者，殊难令人赞同。试问，谁能仅靠食疗而治愈中风、哮喘、积聚、胁痛等病（不包括气功导引）者。再者，老人若胃气衰弱难任食补者，也需用药物来匡扶。所以，药治之重要性，中外古今，孰能否定？但是，食疗的作用也不容忽视。自古以来，就有医食同源，医食同治之说。然则两者究应如何权衡轻重耶？我们之见，应有主次之分。药治为主，而饮食疗法只能辅助治疗，调理补虚，即使以饮食疗法治病，也是有限的病例。当然，那些全盘否定食治作用者，也难令人信服。

总之，暮年高寿者，不病则已，遇病恰似牵一发而动全身，每多错综复杂，变化叵测，务必慎查虚实，立断攻补。该攻者诚宜一鼓作气，贵乎神速；该补者或补肾或补脾，或兼而补之。在药治为主的原则下，佐以食治，可奏全功。断乎不可墨守成规，固执偏见，因循蹉跎，坐失病机！

二十二、老年病治疗中不容忽视的几个问题

纵观祖国医史，不难看出，历代医家在老年病的治疗上有着丰富的成功经验，同时也有一些失败的教训。这些经验和教训均寓于各家著作中。在整理、发掘中医老年病学说的过程中，不难看出前人在老年病的治疗中之所以出现失误，常常是由于忽略了下面几个问题所引起的。

老年病可分为三类：其一，乃老年期特有的疾病如圆翳内障、老年期痴呆等；其二，虽然青、壮年也发生，但多见于老年期的疾病，如哮喘、消渴、中风等；其三老年人和青年人都可见到的疾病，属于这一类的疾病特别多，如感冒、胃脘痛、泄泻、便秘、痹证等。对于前二者，因系老年人所特有或多见的疾病，故在治疗中易于注重老年人的特点，即大多脏腑虚弱，正气耗伤，阴阳失调，气血亏虚，精液不足，乃多虚之体。从而在立法处方上以顾护正气为主。但是，对属于后一种，即青年与老年均可常患的疾病，在治疗上则往往容易忽略老年人疾病的特殊性。如《续名医类案》载缪仲淳曰："赵和齐年六十患病，予以他事请见，延至中堂云，偶因劳倦体疲，正欲求教。为诊视，细按其六部，并察其形神，谓云，翁病属外邪，非劳发也，须着意珍重。时葛存诚在座，私谓云，此病是极重外感，邪气有内陷之兆，恐难挽回。别去三日，复邀看则神气已脱，脉无伦次，问所服何药，云石膏汤。曰病症固重，服药又差，无汗发热，非阳明证，何得用石膏？此太阳证未经发汗，邪气传里，里虚水涸，不胜邪热，真气已脱，必不可救。不两日而毙矣"。推求此案，发人深思，其舛错之处，在于肆用寒凉，戕贼生气。凡此之误，足资借鉴。要而言之，有些疾病青、壮年与老年人虽可同患，但病机

绝不尽同，故在治疗上切不可见病不见人，而应审察体质虚实，权衡轻重缓急。就一般而论，对青壮年可直祛其邪，而老年人则应兼顾扶正。否则，轻舟重载，恐有灭顶之虞！

老年人大多脏器衰老，气血亏虚，抗病力减弱，故易于受病。一旦生病，又因脾胃吸收、运化功能薄弱，难任猛攻、峻补；由于老年人患病不似青壮年，后者邪气盛而正气未衰，老年则是正不胜邪，其精、气、神、血、津液亏损日久，一时难以匡扶。但是，这些特点往往易为人们所忽视，初诊若不见功，或效不显著，辄改弦易辙，或加重药量，结果反误病机，致人危殆。如《医宗必读·淋证》载杜完之夫人，淋沥两载，靡药不尝，卒无少效。中梓诊之，见其两尺沉数，为有瘀血停留，法当攻下，因在高年，不敢轻投，但于补养气血之中，加琥珀、牛膝以数十剂收功。而夫人躁急求功，再剂不效，辄欲更端，遂致痼疾。由此可见，治疗老年病切不可急于求成，朝秦暮楚，而应有方有守，图其缓功。如一人年五旬，沉于酒色，忽头痛发热，医以羌活汤散之，汗出不止，昏晕不省，李为灸关元十壮而醒。四君子加姜桂，日三剂，至三日少康。因劳怒复发厥，用好参一两、熟附三钱、煨姜十片，煎服稍醒，但一转侧即厥。一日之间，计厥七次。服参三两，至明日以羊肉羹糯米粥与之，尚厥二三次。至五日而厥定。乃泣而问曰可再生否？曰脉有根蒂，但元气虚极，非数载调摄不能康也。幸其恪信坚守，两月之间，服参四斤。三年之内，煎剂六百帖，丸药七十斤，方得步履如初。亲友众多，议论杂出，若非病人信任之专，倘久而见疑，服药必怠，未有获生者也。(《续名医类案》)本案促人猛省，苟非医者有方有守，则病者亦难望化险为夷！

就一般而论，老年病人多属虚或虚中挟实者，但也有禀赋较厚、天寿过度和摄养有方而患病属实者。对此，常易囿于常法，误补益疾，助贼为殃。如李思瑭母，年六旬，体甚肥，正月间忽中风卒倒，不省人事，口噤喉鸣，手足不随，服牛黄丸、小续命不效，脉之浮洪而滑，右手为甚。缘奉养极厚，形气盛而脉有余。经云，消瘅击仆，偏枯痿厥，气满发逆，肥贵人则膏粱之疾也。又云，土太过令人四肢不举。丹溪所谓湿生痰，痰生热，热生风也。当先用子和法涌吐之。乃以稀涎散齑汁调灌之，涌出痰涎碗许。少顷又以三化汤灌之。至晚泻两三行。喉声顿息，口亦能言，但人事不甚省。知上下之障塞已通，中宫之积滞未去也。用二陈汤加枳实、黄连、莱菔子、木香、白蔻仁，每日二服。数日人事渐爽。(《续名医类案》)举此一案，足见老年病既不可一概作虚论，亦不可绝对禁用吐、下法。华佗《中藏经》云："基本实者，得宣通之性，必延其寿；基本虚者，得补养之性，必长其年。"此语不失为至理名言，堪作临证指南！

二十三、探索各家学说中的老年人合理用药原则

俗称：是药三分毒，中医学历来强调大毒、小毒及常毒治病的运用原则，而对老年病尤其不容忽视。现代西医学根据老年人药代动力学特点：一方面老年人肾功能减退、药物半衰期延长；另一方面老年人同时患有多种疾病、相应较多治疗药品而进一步损害肾脏，由此提出了老年人合理用药原则。然同为临床医学的中医学似乎也不能回避此类问题，我们在临床实践中碰到与西医学老年人合理用药原则相抵触的病例；或着意挖掘整理中医的老年病合理用药原则用之于临床，努力从金元明清各家学说中汲取精华，实践屡收效益。

（一）强调胃气，中医学之老年人药代动力学特点

李东垣《医学发明》指出："究乎生死之际，所著内经悉言人以胃气为本，胃之一腑病，则十二经元气皆不足。气少则津液不行，津液不行则血亏。故筋、骨、皮、肉、血、脉皆弱，是气血俱羸弱矣。……凡有此病者虽不变易他疾，已损其天年。"

我们认为强调胃气可称之为中医学之老年人药代动力学特点，中医学十分推崇金元李东垣有关脾胃病则元气衰的思想，人因老而衰，因衰而病，且不论是养生抗衰抑或治病，无胃气都将难以受任，脾胃为之誉以"后天之本"：人出生之后，生命活动的继续和精气血津液的化生和充实，均赖于脾胃运化的水谷精微。有鉴于此，历代医家谆谆告诫在老年病的治疗中应该顾护胃气，慎事攻伐。

（二）虚者禁攻，应为中医规避老年药物不良反应的总原则

张子和《儒门事亲》告诫："老弱气衰者，不可吐"；"诸洞泄寒中者，不可下……伤寒脉浮者，不可下。表里俱虚者，不宜下。"金元著名医学家张子和以攻下著称于医林，但他对老年气衰者却告诫禁用攻下。我们认为，虚者禁攻应视为中医规避老年药物不良反应的总原则。

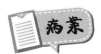

马某，男，84岁，2000年12月21日就诊。慢阻肺稳定期，咳嗽痰白，早晚较甚，胸憋闷，疲乏，上楼或稍快步则喘。检查：咽充血，扁桃正，心率88次/分，律齐，双肺呼吸音粗，未闻及干湿啰音及哮鸣音，舌淡紫边呈齿状，苔黄干。证系虚喘，肺脾肾三脏皆虚，处方以生脉散、金水六君煎、泻白散加减：南北沙参各10g，麦冬9g，五味子9g，黄芩9g，玄参9g，浙贝9g，桔梗9g，枳壳9g，青陈皮各9g，桑白皮9g，地骨皮9g，生甘草8g，姜半夏9g，茯苓10g，熟地15g，当归9g，百部9g，紫菀9g，炒二芽各10g，1日1剂，每剂煎服2次，连进21剂，不咳嗽，上一二楼不喘，稍快步不喘，久步才喘，原方调理善后。

（三）治病求本，中医的老年人用药受益原则

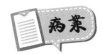

陈某，男，72岁，2010年11月30日就诊。患慢支炎、肺气肿，每年入冬重发而入院。刻诊为稳定期，要求膏滋调理，未发先防，舌淡紫，边呈齿状，据证治拟肺脾肾并补，以匡扶正气，以玉屏风散、生脉散、金水六君煎、龟鹿二仙胶化裁：黄芪10g，白术9g，防风5g，南沙参10g，麦冬9g，五味子9g，黄芩9g，玄参9g，浙贝9g，橘红9g，姜半夏5g，茯苓12g，生甘草8g，当归10g，熟地15g，龟胶10g，阿胶10g，鹿角胶10g，炒二芽各15g，25剂蜜炼如梧桐子大小，每服6g，1日2次，连服4个月，冬季病未重发。

林佩琴《类证治裁》：老人"数年久恙，须调补其本……，俾脾元充旺，……可免痼疾之累。"有资料表明：住院老人药物不良反应的发生率为 27.3%，比中青年高 3 倍以上，主要与老年人病情较重和多药合用有关，因此老年人用药必须权衡利弊，遵循受益原则。而清代医家林佩琴提出的老年久恙调补其本的中医"治病求本"思想常使老年人用药受益原则发挥得淋漓尽致。

（四）治本顾标，中医的老年人用药 5 种药物原则

李中梓在《医宗必读》中强调："在老人虚人，皆以温养脾肺为主，稍稍治标可也。若欲速愈而亟攻其邪，因而危困者多矣。"治本顾标，可称中医的老年人用药 5 种药物原则。

据西医学研究，5 种药物的不良反应发生率为 50%，而 8 种药物的相互作用的发生率增至 100%，因此，老年人用药有 5 种药物原则。

明朝医家李中梓提出对老年病"治本顾标"的学术主张，我们在临床中践行这一思想，收效常常优于 5 种药物原则。

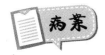

病案

陈某，男，81 岁，2011 年 7 月 20 日就诊。6 月 18 日外院出院诊断：慢性肾衰，肾功能失代偿期，高血压病 3 级，极高危，高心病，冠心病，房颤，心功能 3 级，刻诊：心慌，气短，双下肢肿，踝上按之凹陷，纳减，肢困，便溏，舌质淡，边程齿状，苔白微腻，血压 120/60mmHg，证系心脾两虚，运化失常，治拟：补益心脾治本，运化水湿顾标，处方：南沙参 10g，麦冬 9g，五味子 9g，茯苓 15g，白术 9g，扁豆 9g，陈皮 9g，生甘草 8g，莲米 9g，砂仁 9g，桔梗 9g，枳壳 9g，炒麦芽 10g，薏苡仁 30g，冬瓜仁 10g，1 日 1 剂，每剂煎服 2 次，7 天后复诊：心悸少发，双下肢肿减轻，继方加北沙参 10g，继进 15 剂，双下肢肿消，踝上无凹陷迹，心悸未发，进食正常，继续慢性调理善后。

（五）减而去之，中医的老年人用药小剂量原则

张子和《儒门事亲》："人老衰弱，有虚中集聚者……岂可一药而愈，即可减而去之"。现今研究表明，老年人由于药代动力学特殊，使用药物后可出现较高的血药浓度，因此，主张只给成年人剂量一半，称半量原则或称小剂量原则。而早在金元时期张子和就对人老衰弱者用药提出"减而去之"的观点，我们体会"减而去之"就是中医的老年人用药小剂量原则。

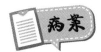

王某，男，87岁，2011年12月10日就诊。发作性头晕头痛，口干，伴目干涩，耳鸣，腰膝酸软，舌淡紫少苔，血压120/70mmHg，外院脑CT示：①双侧半圆卵中心区多发性脑梗死；②脑白质病；③脑萎缩。颈动脉彩超示：双侧颈动脉及锁骨下动脉内中膜增厚，多发性斑块形成，既往有冠心病3年前冠脉支架植入术后。证系肝肾亏虚，生髓不足，督脉不利以至髓海不足、元神失养。处方：南沙参15g，麦冬9g，五味子9g，枸杞10g，菊花9g，生地10g，山药9g，丹皮9g，泽泻9g，茯苓12g，山萸肉9g，葛根9g，丹参10g，焦楂15g，三七3g，玄参9g，大贝9g，1日1剂，每剂煎服2次，三诊共服药21剂，头晕头痛消失，余症好转，守方调理善后。

（六）膏方善后，中医的老年人暂停用药原则

林佩琴《类证治裁》："高年，头眩肢麻，耳鸣舌强，此上盛下虚也……应蓄水涵木兼摄虚阳……服后诸症悉退"；"另订膏方，即用前味加洋参、萸肉、莲实、嫩桑枝熬膏，收贮窖，退火气，每服五钱，能加意调摄，可望回春"，膏方善后，可谓中医的老年人暂停用药原则。

现代西医学当怀疑有药物毒副作用发生时采取暂停用药，此举虽然停药受益多于加药受益，但对衰老和疾病于一身的老年人而不能停药者，传统中医学以膏方善后可较好解决这一棘手问题，如上清代医家林佩琴《类证治裁》所举案例诚为现今取法。

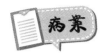

陈某，男,67 岁,2011 年 2 月 24 日就诊。老年性痴呆，面容呆滞，失忆，失算，步履蹒跚，生活失去自理能力，舌质暗红，间布裂纹，少苔。2009 年 3 月 5 日，在外院脑 CT 诊断：①脑萎缩；②所示侧脑室第三脑室稍扩大。证系髓海不足，元神混淆，治拟填髓益脑。处方：石菖蒲 9g，远志 9g，生龙骨 30g，败龟板 10g，黄芪 10g，枸杞 10g，菊花 9g，生地 10g，山药 9g，丹皮 9g，泽泻 9g，茯苓 12g，山萸肉 9g，1 日 1 剂，每剂煎服 2 次，守方连服 3 月，复诊，增加黄精 10g，当归 10g，制首乌 10g，女贞子 10g，旱莲草 10g，记忆失认有所好转，能认识拜访的同事及亲友，步履蹒跚也减轻，原方 25 剂制膏滋 1 料，每服 20ml，1 日 2 次，以善其后。

（七）因时制宜，中医的老年人用药的择时原则

金子久《清代名医医案精华》年逾七十，病越两旬："舌质或干活润，苔色乍灰乍黑，黄厚形状，始终未减。左脉忽大忽小，右脉倏滑倏数，柔软景象，早暮不更，胶腻暂停，庶免浊痰树帜，参麦濡养，借此保救津液。"可以说因时制宜是中医的老年人用药的择时原则。

中医的因时制宜与西医的择时原则一脉相通，都是根据时间生物学和时间药理学的原理选择最合适的时间进行治疗，以达到提高疗效和减少毒副作用的目的，历代医家均注重因时制宜，诚如上述金子久医案所云，值得现今效法。

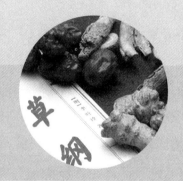

下篇

各家学说中的老年病治法
与临床运用

一、孙思邈：安身之本必须于食

唐代孙思邈《千金翼方·养老食疗》云："安身之本必须于食"，"不知食宜者，不足以全生"。

然而，究竟哪些饮食与老年人相适应呢？孙氏认为，应多吃淡食，鲜肴务令减少。他提出："非其食勿食，非其食者，所谓猪豚鸡鱼蒜鲙生肉生菜白酒大酢大咸也。常学淡食……常宜轻清甜淡之物。大小麦面粳米等为佳"（《千金翼方·养老大例》）。在思邈看来，"养老之道，虽有水陆百品珍馐，每食必忌于杂，杂则五味相挠，食之不已，为人作患"（《千金翼方·养老食疗》）。孙思邈还指出："食不可过饱……饮不欲过多。饱食过多则结积聚，渴饮过多则成痰癖"，"久饮酒者，腐烂肠胃，渍髓蒸筋，伤神损寿"（《备急千金要方》）。这些论述，可称精湛矣！人越接近高年，多以便秘为苦。在现代医学看来，便秘之最大危害不但在于它能使多余的胆酯停滞于体内，促使脂肪的储积，而且会使粪便中分解的代谢产物重吸收入体内发生自身中毒和促进衰老。由此可见，欲求长寿，必须解决便秘。殊不知唐代孙思邈早就对此有所认识，他从预防的角度，提出："人年五十以去，皆大便不利……常须预防。若秘涩，则宜数食葵菜等冷滑之物"（《千金翼方·养老大例》）。这种以食防秘之法，切实可行。不仅如此，《千金翼方·养老食疗》更记载了按季节调节饮食的观点，如"夏至已后，秋分已前，勿进肥浓羹臛酥油酪等，则无他矣。夫老人所以多疾者，皆由少时春夏取凉过多……"等。凡此珍贵经验，诚可效法。——老年安身之本必须于食，推而广之，临床对老年病多病共存的治法更应注重脾胃的根本。

罗某某，女，1913年10月11日出生。2012年6月18日家属轮椅护送就诊。其女代诉，平素无大病，唯近数月来纳食减少，日渐消瘦，胃痛隐隐，喜暖喜按，空腹痛甚，少进食痛减，但食后腹胀即便，欲便不尽，便下不消化食物，每餐进食不到50g，尤其是近1周来饮食不下，口干少津，吞咽不顺，稀粥少下，仅喝豆花、米汤度日，到某医学院附属医院就诊，因难以胃镜，故转来中医就诊。面色萎黄，手足欠温，神疲乏力，气短难续，脉沉细弱，舌淡间布裂纹，边呈齿状，此系中阳衰败，胃阴不足，治以益气养阴，沉疴养胃，急以独参汤，上等西洋参10g炖服，1日1剂，频频呷服，兼以浓稠米汤喂服，连服3日，再诊，诉口生津液，知饥而可进稀粥，但食后仍觉腹胀，精神明显好转，改拟益胃汤、参苓白术散，健脾益胃兼养胃津，取方：太子参10g，南沙参10g，生地10g，麦冬10g，玉竹10g，茯苓10g，白术10g，枳壳6g，扁豆10g，橘红10g，甘草6g，莲子10g，山药10g，砂仁6g，炒薏苡仁10g，桔梗10g，大枣10g，炒谷芽10g，浙贝母10g，连进1周，三诊，老人饮食增进，胃不痛胀，精神明显好转，守法迭方，四诊、五诊，老人饮食正常，恢复日常生活，嘱香砂六君丸常服。2013年10月14日患者喜度百岁生日，偕同家属来医院以示谢意。追访患者寿享101岁。

二、刘完素：五十岁至七十岁者行内恤外护

金元时期刘完素《素问病机气宜保命集》提出："五十岁至七十岁者，和气如秋，精耗血衰，血气凝泣"；"其治之之道，顺神养精，调腑和脏，行内恤外护"——着眼抗衰老治疗老年病；抗衰与治病一体。

刘完素《素问病机气宜保命集》立足于人的一生是一个不可截然分割的整体，详尽阐述了完素根据人生少年、壮年、老年及耄耋之年即现今所称老老年（高龄老年）各个时期内外致病原因及血气盛衰状况而提出的不同学术主张。

在刘完素看来"五十岁至七十岁者……其治之之道，顺神养精，调腑和脏，行内恤外护，和气如秋，精耗血衰，血气凝泣"，明确提出这一时期人体

陈某，男，58 岁，2010 年 11 月 15 日就诊。患支气管哮喘 20 余年，刻诊系稳定期，但早晚或上楼需吸入舒利迭，否则喉咙发紧胸前憋闷，或气短喘息，颜面少华，咽充血，扁桃正常，心率 88 次/分，律齐，双肺呼吸音粗，未闻及干湿啰音与哮鸣音，舌质暗淡、边呈齿状、少苔，脉虚。辨证治拟益肺健脾补肾，从虚从本而治，处方：南沙参 200g，麦冬 180g，五味子 180g，熟地 300g，当归 200g，橘红 180g，姜半夏 120g，茯苓 200g，甘草 160g，山药 180g，丹皮 180g，泽泻 180g，山萸肉 180g，龟胶 200g，鹿胶 200g，炒二芽各 240g，加蜜收膏滋 1 料，每服 20ml，1 日 3 次。进药 1 料后，停用舒利迭，早晚和上楼不憋闷不喘息，连进 4 料，哮喘未发。该案取生脉散补肺中元气，金水六君煎、七味都气丸及龟鹿二仙胶补益脾肾，从虚从衰治喘，故效如桴鼓。

脏腑组织功能下降，机体开始衰退。众所周知，老年人生活经历长，不免"思虑无穷"。由于"形体伤惫……百骸疏漏，风邪易乘，和之伤也，风雨晦明，又因阴阳脉衰，饮食迟进"，"其治之之道，顺神养精，调腑和脏，行内恒外护"。推究其意，旨在内养精、神，以抚衰惫之躯，避免风雨晦明之邪，以行外护。精、神的颐养问题。窃以为刘完素对老年病治疗观对现今中西医临床研究老年病防治犹有指导意义。

三、刘完素：七十岁至百岁宜延年之药

金元时期刘完素《素问病机气宜保命集》提出："七十岁至百岁，和气如冬，五脏空洞，犹蜕之蝉……宜延年之药，以全其真"——五脏空洞，宜延年之药。

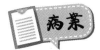

胡某某，女，87岁，2016年11月14日就诊。患高血压（老老年特点收缩压偏高、舒张压偏低）、冠心病、心律失常（频发室早）、后循环缺血（颈动脉硬斑、迂曲狭窄）、慢性支气管炎，主诉：发作性头晕、耳鸣健忘、腰膝酸软，兼作心慌气短，或发咳嗽、胸闷，易于感冒，颜面潮红，精神疲惫，脉结，舌质淡红微紫，间布裂纹，边呈齿状，舌苔薄黄，血压150/60mmHg。审析病证，治拟养心滋阴、益肝通络、培土生金多法联用。采用膏滋，延年抗衰祛病。取方以生脉散、二至丸、杞菊地黄汤、金水六君煎、参苓白术散加减。其中生脉散养心，治心律失常，防心梗；二至丸和杞菊地黄汤针对高龄老人高血压及后循环缺血；参苓白术散培土生金；加金水六君煎增强免疫防治老慢支及肺部感染。处方：太子参150g，南沙参200g，麦冬150g，五味子90g，玉竹150g，女贞子150g，旱莲草150g，枸杞200g，熟地200g，山药200g，丹皮150g，泽泻60g，茯苓200g，山萸肉120g，白术150g，扁豆150g，橘红120g，甘草120g，莲子200g，砂仁90g，薏苡仁150g，桔梗120g，当归90g，黄芩120g，焦山楂150g，阿胶200g，谷芽150g，麦芽150g，神曲120g，加蜜糖常规收膏滋，1个半月剂量，每服20ml，1日2次，患者每年秋冬季进膏滋2~3料，寿至90岁。2019年初就诊未发心梗、中风及肺部感染。

显而易见，高龄老人的生理病理特点是：五脏空洞，形体伤惫，由于百骸疏漏，因之百疾易攻。基此特点，完素提出："其治之之道，……宜延年之药，以全其真。"所谓"真"者，真元之气也。完素之意显然是教导人们对耄年之病，治当固本，以匡护元气为主。老年病固然复杂、严重、多变，但是，只要临床留意研究，不难窥出其中某些规律，即除了具备一般疾病之特征外，大多兼有脾、肾本虚的现象。而老年病之所以易及根本，这是由于老人之生活经历长，屡遭多种疾患的长期侵袭，久病及本。倘若不求根本，难免顾此失彼，假如妄用祛邪，更是遗祸无穷。"若汗之则阳气泄，吐之则胃气逆，泻之则元气脱，立致不虞"。

肖某某，女，98 岁，2012 年 9 月 14 日就诊。门诊以"咳嗽"收入院，入院检查：血常规提示：血常规 5.94×10^9/L，M0N0% 10.84%；尿常规示：潜血（＋）白细胞（＋＋＋）；胸片示：慢支、肺气肿并感染；心电图示：①窦性心律；②频发房性期前收缩（二联律），偶见房早未下传。诊断：慢性支气管炎并肺部感染，阻塞性肺气肿。查房所见，咳嗽，白色黏液痰，咽干痛痒，不发热，疲乏，纳减，动则喘息，心悸气短，大便秘结，舌暗红，边呈齿状，少苔，经用止咳、化痰、平喘、抗感染西药治疗，诸症不见好转，据证治拟匡扶正气为主，方拟生脉散合益胃汤加减，南北沙参各 10g，麦冬 9g，五味子 9g，玉竹 9g，石斛 9g，扁豆 9g，生地 12g，山药 9g，花粉 9g，莲子米 10g，浙贝 9g，广木香 9g，砂仁 9g，炒二芽各 10g，1 日 1 剂，每剂煎服 2 次，配合西药抗感染治疗，守方加减连服 15 天，查房所见症状明显减轻，偶尔咳嗽，少痰，不觉咽干痛痒，纳可，便通，心悸气短消失，原方调理善后。

四、李东垣：胃之一腑病元气皆不足

金元时期李东垣《脾胃论》提出："究乎生死之际，所著内经悉言人以胃气为本，胃之一腑病，则十二经元气皆不足。气少则津液不行，津液不行则血亏。故筋、骨、皮、肉、血、脉皆弱，是气血俱羸弱矣。……凡有此病者虽不变易他疾，已损其天年。"——强调治病求本，可避免老年病症状体征不典型而漏诊。

在西医学看来，相当一部分老年人因衰老造成感受性降低和多种疾病共存交织在一起，使疾病的症状及体征不典型，容易漏诊、误诊。而金元医家李东垣在《脾胃论》中提出治病以胃气为本，历代医家另有以肾气为本、肝气为本、心气为本各学说，我们认为中医治病求本在临床上可避免西医因症状体征不典型而漏诊者。

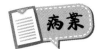

赵某，女，34岁，2010年10月25日就诊。失眠脱发，白发，牙缺失，月经量少，经期延长，颜面少华，自诉早衰，要求膏滋调理，追询系父母高龄所生，显然先天不足，舌淡白，边呈齿状，治拟补益先天，兼补后天，方用六味地黄汤、龟鹿二仙胶、香砂六君汤、九转黄精丹化裁调理。熟地15g，山药9g，丹皮9g，泽泻9g，茯苓12g，山萸肉9g，黄精15g，当归9g，龟胶10g，阿胶10g，鹿胶10g，党参10g，白术9g，陈皮9g，广木香9g，砂仁9g，炒二芽各15g，炙黄芪10g，25剂加蜜收膏滋1料，每服20ml，1日2次，温开水调服，膏滋连进2年，诸症明显好转，守方调理。

我们认为强调胃气可称之为中医学之老年人药代动力学特点，中医学十分推崇金元李东垣有关脾胃病则元气衰的思想，人因老而衰，因衰而病，且不论是养生抗衰抑或治病，无胃气都将难以受任，脾胃誉以"后天之本"：人出生之后，生命活动的继续和精气血津液的化生和充实，均赖于脾胃运化的水谷精微。有鉴于此，历代医家谆谆告诫在老年病的治疗中应该顾护胃气，慎事攻伐。

五、李东垣：已伤重泻是谓元气消亡

金元时期李东垣《兰室秘藏》提出："已伤元气，而复重泻之，……是谓元气消亡，七神何依，折人长命。"

东垣告诫：老年勿戕胃气。

人所共知，衰老与疾病有着密切的关系，世人少有"无疾而终"的。对于年事高而脾胃有病者，东垣力主"强人胃气，不施攻伐，盖脾已伤，又以药伤，使营运之气减弱，食愈难消"（《内外伤辨惑论》）；"已伤元气，而复重泻之，……是谓元气消亡，七神何依，折人长命"（《兰室秘藏》）。

　　如白文举年六十二，素有脾胃虚损病，目疾时作，身面目睛俱黄，小便或黄或白，大便不调，饮食减少，气短上气，怠惰嗜卧，四肢不收，至六月中目疾复作，医以泻肝散下数行而前疾增剧。东垣谓大黄、牵牛除湿热而不能走经络，下咽不入肝经，先入胃中，大黄苦寒重虚其胃，牵牛其味至辛能泻气，重虚肺本，嗽大作，盖标实不去，本虚愈甚，加之适当暑雨之际，素有黄证之人，所以增剧也。此当于脾胃肺之本脏，泻外经中之湿热，制清神益气汤主之而愈（《脾胃论》）。

从此案可窥东垣匠心所在。值得一提的是，东垣颇为推崇枳术丸，曰"老年味之始得，可谓神奇矣。"依他之见，"药峻利必有惰性。病去之后，脾胃既损，是真气元气败坏促人之寿"（《兰室秘藏》）。而枳术丸中之白术甘温，补脾胃之元气，其苦味除胃中之湿热，利腰脐间血，故先补脾胃之弱，量于枳实克化之药一倍，枳实味苦寒，泄心下痞闷，消导胃中之滞，是以补消兼施，健运脾胃而无滞腻之弊。由此不难看出，东垣治疗老年之疾，妙在调养胃气，维护后天之本。

六、李东垣：中风者乃本气病也

金元时期李东垣《东垣十书》提出："中风者，非外来风邪，乃本气病也，凡人年逾四旬，气衰之际，或困忧喜忿怒伤其气者，多有此疾。"——创益气活血法治疗中风。

老年卒中，临床屡见不鲜，金元名家李东垣谓："中风者，非外来风邪，乃本气病也，凡人年逾四旬，气衰之际，或困忧喜忿怒伤其气者，多有此疾"（《东垣十书》）。清代王清任亦宏东垣旨意，创立补阳还五汤，启导后世用益气活血法治疗中风。笔者每治老年中风，延用王氏之法，屡验不爽。

谢某，男，60岁。月前卒中，遗留左侧偏枯不用，肢软乏力，口眼㖞斜，言语欠利。脉细涩，舌淡微紫，血压180/100mmHg。此属气虚血滞，脉络瘀阻，给以益气活血，佐以通络方，取补阳还五汤加味，药如：黄芪18g，赤芍6g，川芎6g，地龙6g，红花6g，当归10g，丹参12g，川牛膝12g，桑枝10g，钩藤12g（后下），代赭石30g（先煎）。上方服至40余剂（复诊曾去代赭石，加续断），患侧下肢功能完全恢复，上肢可做简单动作，血压140/80mmHg，生活基本自理。值得一提的是，血压偏高者，宜加用代赭石、钩藤，可牵制黄芪升举之偏而扬其益气之长；患侧功能逐渐恢复，但足软乏力，步履维艰者，宜加用续断、杜仲诸补肝肾、强筋骨之品。

七、张子和：养生当论食补、治病当论药攻

金元时期张子和《儒门事亲》提出："养生当论食补，治病当论药攻。"

张子和不同凡响，其在衰老问题上虽亦从虚而论，但他主张对老年病采用攻法。子和主虚而不用补益，看似矛盾，其实不然。在他看来，"养生与攻疴，本自不同。今人以补剂疗病，宜乎不效"（《儒门事亲》），子和认为"病之一物，非人身有之也。或自外而入，或由内而生，皆邪气也。邪气加诸身，速攻之可也，速去之可也，揽而留之何也"（同上），这些观点还可见于下述文字，"老人目暗耳聩，肾水衰而心火盛也，若峻补之，则肾水弥涸，心火弥盛。老人肾虚，腰脊痛，肾恶燥，腰者肾之府也，峻补之则肾愈虚矣。老人肾虚无力，夜多小溲，肾主足，肾水虚而火不下，故足痿，心火上乘肺而不入膀囊，故夜多小溲。若峻补之，则火益上行，膀囊亦寒矣。老人喘嗽，火乘肺

　　吴某，男，82岁，2009年9月6日就诊。因外感咳嗽10天，痰白，量一般，咽痛痒，不发热，微恶寒，不喘息，体检：咽充血，扁桃体正常，双肺呼吸音粗，未闻及干湿啰音及哮鸣音。舌质淡红边呈齿状，舌苔黄。心电图示正常范围，全胸片示慢性支气管炎合并感染。据证治以扶正清肺、止咳化痰，处方：南沙参15g，黄芩9g，山栀9g，杏仁9g，浙贝9g，生甘草8g，桔梗9g，前胡9g，橘红9g，百部9g，紫菀9g，炒麦芽15g。1日1剂，水煎服2次，守方连服28剂，五诊咳嗽悉除，全胸片复查示双肺纹理增粗，模糊影消失。继以香砂六君汤巩固善后。

也，若温补之则甚，峻补之则危。停饮之人不可补，补则痞闷转增。脚重之人不可补，补则胫膝转重。"（《儒门事亲》），如此条分缕析，堪称别出心裁。笔者认为，子和绝不是唯攻论者，他在《儒门事亲》中主张"养生当论食补，治病当论药攻"，并且赞同在某种情况下运用补法，这就是"脉脱下虚，无邪无积之人。"另外值得称道的是他学有渊源，心思灵变，予"补"赋之以新意，尝谓：《黄帝内经》一书，唯以气血通流为贵。世俗庸工，唯以闭塞为贵，又止知下之为泻，又岂知《黄帝内经》之所谓下者，乃所谓补也。陈莝去而肠胃洁，症瘕尽而荣卫昌，不补之中，有真补者存焉。"凡此攻中寓补，邪尽正复的观点一以贯之于《儒门事亲》诸老年医案中，从而构成了施吐、下法于老年病患者的指导思想，使其在治疗老年病方面形成了独特的风格。

八、张子和：老弱气衰不宜下

张子和《儒门事亲》提出："老弱气衰者，不可吐"；"诸洞泄寒中者，不可下……伤寒脉浮者，不可下。表里俱虚者，不宜下。"——虚者禁攻，应为中医规避老年药物不良反应的总原则。

张子和《儒门事亲》提出："老弱气衰者，不可吐"；"诸洞泄寒中者，不可下……伤寒脉浮者，不可下。表里俱虚者，不宜下。"金元著名医学家张子和以攻下著称于医林，但他对老年气衰者却告诫禁用攻下，如上所示。我们认为，虚者禁攻应视为中医规避老年药物不良反应的总原则。

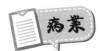

马某，男，84 岁，2000 年 12 月 21 日就诊。慢阻肺稳定期，咳嗽痰白，早晚较甚，胸憋闷，疲乏，上楼或稍快步则喘。检查：咽充血，扁桃正，心率 88 次 / 分，律齐，双肺呼吸音粗，未闻及干湿啰音及哮鸣音，舌淡紫边呈齿状，苔黄干。证系虚喘，肺脾肾三脏皆虚，处方以生脉散、金水六君煎、泻白散加减：南北沙参各 10g，麦冬 9g，五味子 9g，黄芩 9g，玄参 9g，浙贝 9g，桔梗 9g，枳壳 9g，青陈皮各 9g，桑白皮 9g，地骨皮 9g，生甘草 8g，姜半夏 9g，茯苓 10g，熟地 15g，当归 9g，百部 9g，紫菀 9g，炒二芽各 10g，1 日 1 剂，每剂煎服 2 次，连进 21 剂，不咳嗽，上一二楼不喘，稍快步不喘，久步才喘，原方调理善后。

九、张子和：老衰虚中集聚可减而去之

张子和《儒门事亲》提出："人老衰弱，有虚中集聚者……岂可一药而愈，即可减而去之。"——减而去之，中医的老年人用药小剂量原则。

张子和《儒门事亲》："人老衰弱，有虚中集聚者……岂可一药而愈，即可减而去之。"现今研究表明，老年人由于药代动力学特殊，使用药物后可出现较高的血药浓度，因此，主张只给成年人剂量一半，称半量原则或称小剂量原则。而早在金元时期张子和就对人老衰弱者用药提出"减而去之"的观点，我们体会"减而去之"就是中医的老年人用药小剂量原则。

王某，男，87岁，2011年12月10日就诊。发作性头晕头痛，口干，伴目干涩，耳鸣，腰膝酸软，舌淡紫少苔，血压120/70mmHg，外院脑CT示：①双侧半圆卵中心区多发性脑梗死；②脑白质病；③脑萎缩。颈动脉彩超示：双侧颈动脉及锁骨下动脉内中膜增厚，多发性斑块形成，且冠心病3年前冠脉支架植入术后。证系肝肾亏虚，生髓不足，督脉不利以以髓海不足、元神失养，处方：南沙参15g，麦冬9g，五味子9g，枸杞10g，菊花9g，生地10g，山药9g，丹皮9g，泽泻9g，茯苓12g，山萸肉9g，葛根9g，丹参10g，焦楂15g，三七3g，玄参9g，大贝9g，1日1剂，每剂煎服2次，三诊共服药21剂，头晕头痛消失，余症好转，守方调理善后。

十、张子和：邪气加诸身揽而留之何也

张子和《儒门事亲》提出："养生与攻疴，本自不同，今人以补剂疗病，宜乎不效"，"病之一物，非人身素有之也。或自外而入，或由内而生，皆邪气也。邪气加诸身，速攻之可也，速去之可也，揽而留之何也。"——老年正气未虚，邪气属实，标正急切时，当可用攻，但中病即止。

对老年病可否主攻，这是古今医家最有争执的问题。主攻与主补互相驳难，犹如水火。在大多数看来，老年人由虚致衰，因衰而病，故在治疗上应从补虚入手，但是，金元·张子和却认为老年病应以攻邪为主。子和指出："养生与攻疴，本自不同，今人以补剂疗病，宜乎不效"，"病之一物，非人身素有之也。或自外而入，或由内而生，皆邪气也。邪气加诸身，速攻之可也，

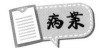

蔡某，女，74岁，2017年2月就诊。主诉：肺部反复感染半年，再发加重1周。现病史：患者诉咳嗽少痰伴口干气短1周，无喘，无发热，双下肢不肿，纳食可，二便调；舌红少苔，脉细。曾于半年前诊断为左下肺大疱，纵隔淋巴结增多，来院就诊治疗后好转。现肺部感染加重来院治疗。体格检查：听诊：双肺呼吸音粗，无干湿性啰音。舌质红，无苔，脉细。中医诊断：肺胀病——热伤肺络证，脾肺气虚证，肺络不畅证。西医诊断：肺气肿，支气管炎，治宜益气清肺，养阴化痰。方用止嗽散加减：太子参10g，黄芩9g，浙贝母9g，玄参9g，甘草8g，桔梗9g，前胡9g，化橘红9g，百部9g，紫菀9g，薏苡仁30g，麦芽12g，南沙参10g，麦冬9g。文火煎煮200ml，1日2次，7剂。复诊：上述症状好转，继服上方7剂。

速去之可也，揽而留之何也。"子和非但立论新奇，而且效验卓著。且观《儒门事亲》不难看出子和对诸老年疾患用吐、下法治疗，往往药到病除，恰到好处。

一般情况下老年病虚证居多。据证拟案，应以补虚为主。但是，临床上所见实证或虚实相兼证亦复不少。对此，若囿于偏见，岂不误补益疾，助贼为殃。显而易见，所谓吐下为养老之大忌绝不是持平之论。以愚之见，老年病并非绝对不能主攻，问题在于如何细审虚实，对证施攻。

十一、朱丹溪：六七十后阴不足以配阳、因天生胃气尚而留连

金元时期朱丹溪《格致余论》提出："六七十后阴不足以配阳，孤阳几欲飞越，因天生胃气尚而留连，又藉水谷之阴，故羁縻而定耳"；"补肾不如补脾"。

饶有趣味的是，以擅长滋阴而闻名于世的金元四大家之一朱丹溪，在老年病的治疗上却注重脾胃，其中妙谛在于"六七十后阴不足以配阳，孤阳几欲飞越，因天生胃气尚而留连，又藉水谷之阴，故羁縻而定耳"。故朱氏提出："补肾不如补脾"（《格致余论》）。显而易见，丹溪意在以后天培补先天不足。

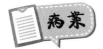

周某，男，81岁，1985年10月20日就诊。主诉：近数月来，纳食减少，日渐消瘦，胃痛隐隐，喜暖喜按，空腹痛甚，得食痛减，但食后腹胀即便，便下不消化食物，大便2～3次，每餐进食不到50g。兼有脱肛，手足不温，畏寒，面色萎黄，神疲乏力，气短难续，动则气促，矢气常作，排气后更觉腹胀。舌淡苔白，脉沉细弱。诸症皆现高年中阳衰败，脾胃失纳、失运化之象，绝非一般平补所宜，急拟独参汤振奋中阳，红参10g炖服，1日1剂。连服1周后，饮食增进，每餐100g，食后腹部不再觉胀，亦不作泻，日大便1次，虽是溏便，但未见不化完谷，不再频排矢气，胃不隐痛，手足转温。此系中阳得振，嘱日服2次补中益气丸以巩固善后。

十二、邹铉：老弱之人泻之则元气脱

明代邹铉《寿亲养老新书》提出："衰老之人，不同年少真气壮盛，虽汗吐转利，未至危困。其老弱之人，若汗之则阳气泄，吐之则胃气逆，泻之则元气脱，立致不虞，此养老之大忌也。"——衰老之人慎用攻法。

由于主攻论在老年病之治疗上独开新境，子和成为医家的众矢之的。如元·邹铉指出："衰老之人，不同年少真气壮盛，虽汗吐转利，未至危困。其老弱之人，若汗之则阳气泄，吐之则胃气逆，泻之则元气脱，立致不虞，此养老之大忌也"（《寿亲养老新书》）。邹氏此论也并非不无道理，祖国医史在老年病的治疗方面，亦确有误攻致危之案例。正因如此，后世视子和之法为畏途者不乏其人，影响持至今日。

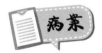

张某，女，94岁，2012年5月24日就诊。出示某医院出院诊断：慢性阻塞性肺气肿、肺部占位性病变待查、高血压、冠状动脉粥样硬化性心脏病、脑梗死后遗症。诊见：咳嗽，痰白，动则喘息，气短难续，纳食呆滞，肢倦乏力，舌淡苔白，边呈齿状，脉沉细。拟法健运脾胃，兼以养心清肺法，方用参苓白术散、生脉散加减。

处方：太子参12g，南沙参15g，麦冬9g，五味子6g，玉竹10g，茯苓12g，白术9g，扁豆10g，橘红9g，甘草8g，莲子10g，山药12g，薏苡仁15g，桔梗9g，枳壳9g，黄芩9g，玄参9g，川贝母3g，鳖甲15g，三七3g。1日1剂，每剂煎服2次，兼日服2次医院验方茯苓生脉饮（红参、麦冬、五味子、茯苓等），每次1支，借助红参加强补益心气之力。15天后再诊，患者稍动不喘，气短减轻，饮食增加，不再疲乏，皆显后天得复，有胃气则生，继守原法守方调理。

十三、许叔微：真元衰劣自是不能消化饮食

宋代许叔微《普济本事方》提出："真元衰劣，自是不能消化饮食，譬如鼎釜之中，置诸米谷，下无火力，虽终日米不熟，其何能化？"——高年脾胃病应考虑肾为胃之关。

高年患泄泻或便秘者，不可单责之于胃肠，而更应考虑到肾。因肾主二便，年老阳虚火衰，温煦生化失职，常导致大便失常，或秘或泻。正如《普济本事方》所述："真元衰劣，自是不能消化饮食，譬如鼎釜之中，置诸米谷，下无火力，虽终日米不熟，其何能化？"许叔微所论，确有见地。可见补肾是治疗老年泄泻及便秘之一重要环节，不容忽视。

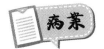

钟某，女，66岁。每日平旦，至合夜稀溏便6~7次，逾年。不已头昏腰酸，腹冷喜热，口淡乏味，食欲不振，脉沉细，舌淡苔白。证系脾肾阳虚，治拟温肾健脾。方以四神、六君合用：故纸9g，吴茱萸3g，肉豆蔻9g，五味子6g，炮姜2g，大枣6g，党参12g，白术10g，云苓10g，甘草6g，陈皮9g，法半夏9g，服药10剂，大便日行1次，余症悉去。再如刘某，女，53岁，素大便二日一行，唯近二月，五日1次，兼有小便清长，每夜六七次。畏寒喜暖，四肢不温，食纳不振，舌淡苔白，脉沉迟。此属脾肾阳虚，治当温补脾肾。方取四神、四君化裁：故纸9g，肉豆蔻10g，吴茱萸3g，五味子6g，炮姜2g，大枣6g，党参10g，白术10g，云苓12g，甘草6g，炒菜菔子12g。服药5剂，夜尿3次，大便三日一行。守方迭进5剂，夜溲1次，大便如常。此乃釜底加薪，水谷得化，精华上升，糟粕下降，故秘解泻止，纳入正轨矣！

十四、赵献可：治病者知涵养此火

明代赵献可《医贯》提出："若无一点先天火气，尽属死灰矣。故曰主不明，则十二官危"；"火乃人身之至宝。何世之养身者，不知保养节欲，而日夜戕贼此火，既病矣。治病者，不知涵养此火，而日用寒凉，以直灭此火，焉望其有生气耶"。——强调温补元真之火，滋养水中之火。

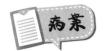

陈某，男，72岁，2010年11月30日就诊。患慢支、肺气肿，每年入冬重发而入院。刻诊为稳定期，要求膏滋调理，未发先防，舌淡紫，边呈齿状，据证治拟温补肺脾肾，以匡扶正气，以玉屏风散、生脉散、金水六君煎、龟鹿二仙胶化裁。黄芪10g，白术9g，防风5g，南沙参10g，麦冬9g，五味子9g，黄芩9g，玄参9g，浙贝9g，橘红9g，姜半夏5g，茯苓12g，生甘草8g，当归10g，熟地15g，龟胶10g，阿胶10g，鹿角胶10g，炒二芽各15g，25剂蜜炼如梧桐子大小，每服6g，1日2次，连服4个月，冬季病未重发。

十五、张景岳：阳衰者亡阳之渐也

明代张景岳《类经附翼·大宝论》提出："人之大宝，只此一息真阳"；"得阳则生，失阳则死。阳衰者，即亡阳之渐也。"——对老年病注重温补肾阳。

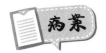

朱翰林太夫人，年近七旬，于五月时，偶因一跌即致寒热，群医为之滋阴清火，用生地、芍药、丹皮、黄芩、知母之属，其势日甚。及景岳诊之，见其六脉无力，虽头面上身有热，而口则不渴，且足冷至股。景岳曰：此阳虚受邪，非跌之为病，实阴证也。遂以理阴煎加人参、柴胡，二剂而热退，日进粥食二三碗，而大便已半月不通，腹且渐胀，咸以为虚，群议燥结为火，复欲用清凉等剂，景岳坚执不从，谓其如此之脉，如此之年，如此之足冷，若再一清火，其原必败，不可为矣。经曰：肾恶燥，急食辛以润之，正此谓也。乃以前药更加姜、附，倍用人参、当归，数剂而便即通，胀即退，日渐复原矣。病起之后，众始服其定见（《景岳全书·杂证谟·秘结》）。仅此一条，可窥景岳温补之妙用。

张某某，女，61岁，2011年11月14日就诊。据诉近年来失眠，多梦易醒，醒后难以入睡，常凌晨1～2点醒来，等待天亮，因之难以忍受疲乏，神疲，舌暗红，间布裂纹少苔，边呈齿状，要求冬令进补，据证拟案，方以生脉散、甘麦大枣汤、安神定志丸、龟鹿二仙胶化裁，以补养心神。南北沙参各10g，麦冬9g，五味子9g，生甘草8g，炒麦芽15g，大枣9g，茯神10g，炒枣仁9g，茯苓10g，远志9g，石菖蒲3g，龙齿15g，阿胶10g，龟胶10g，陈皮9g，25剂加蜜收膏滋1料，每服20ml，1日2次，温开水调服，连进3个月复诊，睡眠正常。

十六、张景岳：人于中年左右当大为修理一番

张景岳《景岳全书·中兴论》提出：所谓天年"天畀之常，人人有之。其奈今时之人自有知觉以来，恃其少壮，何所不为。人生之常度有限，而情欲无穷。精气之生息有限，而耗损无穷。因致戕此先天而得全我之常度者，百中果见其几？残损有因，唯人自作，是即所谓后天也"(《景岳全书·中兴论》)。于是，景岳主张中年以后大为修理一番。

胡某某，女，48岁，2016年6月21日就诊。主诉：胃脘胀痛不适1个月，现病史：患者诉1个月前出现胃脘胀痛不适，伴嗳气，无反酸，纳食不佳，二便正常，夜寐可。查体：腹平软，无压痛、反跳痛，舌淡，边齿状，苔薄白，脉细。辅助检查：2016年6月21日门诊消化内镜示：浅表性胃炎，胃体多发息肉。中医诊断：胃痞病——脾胃气虚证，西医诊断：浅表性胃炎，胃息肉，拟益气健脾散结，治宜参苓白术散化裁：党参10g，茯苓10g，白术10g，白扁豆10g，化橘红6g，甘草3g，莲子10g，山药10g，砂仁3g，薏苡仁30g，桔梗6g，大枣10g，黄芩10g，谷芽10g，浙贝母10g，玄参10g，连翘10g，鸡内金3g。文火煎煮200ml，1日2次，17剂。复诊：患者胃脘胀痛减轻，无嗳气，纳食较前好转，舌淡，苔白，脉细，治拟上方继服14剂。复诊：患者胃脘胀痛较前减轻，无嗳气，纳食较前好转，舌淡，苔白，脉细。治拟继服上方7个月后就诊，患者胃脘胀痛消失，纳可，门诊复查消化内镜示：浅表性胃炎（3级），继服以参苓白术散化裁调理脾胃，嘱患者注意饮食，畅情志。

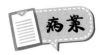

胡某某，女，43 岁，2011 年 11 月 9 日就诊。颜面少华，月经量少，少寐多梦，少动欲卧，舌淡白，边呈齿状，脉细，要求冬令进补，膏滋调理，据证治拟补益气血，方拟归脾汤、龟鹿二仙胶化裁。党参 12g，白术 9g，炙黄芪 12g，当归 9g，生甘草 8g，茯神 9g，远志 6g，炒枣仁 9g，龙眼肉 10g，广木香 9g，干姜 3g，大枣 9g，龟胶 10g，阿胶 10g，黄精 10g，枸杞 10g，炒二芽各 15g，25 剂加蜜收膏滋 1 料，每服 20ml，1 日 2 次，温开水调服，嘱守方连进，气血受补，诸症可望消失。

十七、李中梓：在老人虚人稍稍治标可也

明代李中梓《医宗必读·咳嗽》提出："在老人虚人，皆以温养脾肺为主，稍稍治标可也。若欲速愈而亟攻其邪，因而危困者多矣。"——以治本顾标对应老年病易发并发症。

患病时极易发生并发症，是老年人患病的特点之一，对此，中医学常以治本顾标的治法应对，恰似李中梓在《医宗必读·咳嗽》中所指出的"在老人虚人，皆以温养脾肺为主，稍稍治标可也。若欲速愈而亟攻其邪，因而危困者多矣"，以治本顾标对应老年病易发并发症犹有临床新意。

李中梓提出对老年病"治本顾标"的学术主张，我们在临床中践行这一治法，收效颇著。

朱某，男，56岁。素患肝阳眩晕症。曾在1975年卒中，经针灸治疗数月而瘥。于1978年6月又复中，左半身偏废不举，再施针术，1周未应。因患者求愈心切，故由家属抬送来诊。症见神清，口眼右㖞，舌伸出歪向左侧，质淡而嫩，边呈齿痕，询之头昏，言语謇涩，左侧上、下肢呈迟缓性瘫痪，触之不晓痛痒，脉虚缓。缕析脉证，病由肝肾、气血亏虚，风木鸱张。据证拟案，治以培补肝肾，兼益气血治本，佐以通络顾标。方取三痹汤加味：黄芪12g，续断12g，党参10g，茯苓12g，当归10g，白芍10g，川芎6g，熟地12g，杜仲10g，怀牛膝9g，桂心1.5g，甘草6g，独活6g，秦艽6g，防风10g，陈皮3g。1日1剂，每剂煎服2次，上方连服25剂，患者下肢功能逐渐恢复，可独自下床挽扶步行。原方迭进10剂，上肢亦可握物，生活可以自理。随访5年，未见反复。

十八、李时珍：脑为元神之府

明代李时珍《本草纲目》提出："脑为元神之府"——老年神衰采用填髓益脑法。

《素问·脉要精微论》记载："头倾视深，精神将夺矣。"由于"脑为元神之府"（《本草纲目》），故脑病大多与精神有关。试以老年脑病析之，如健忘、痴呆、中风、脑鸣、厥证等。若以现代医学的脑病举例，则范围更广，诸如：脑动脉粥样硬化性精神病、颅脑损害伴发精神障碍、老年性痴呆、神经官能症、震颤性麻痹等。上述疾病的发生，均与髓海不足密切相关，如老年健忘一病，《类证治裁》指出："夫人之心神宅于心，心之精依于肾，而脑为元神之府，精髓之海，实记性所凭也。"这就提示填髓益脑，乃抗御老年脑衰及治疗老年脑病之一重要环节。

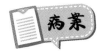

施某，女，70 岁，1977 年 4 月 6 日就诊。10 天前午睡起床后，猝感站立不稳，步履维艰，半身肢体麻木，一侧手握物不住，翌日则半身瘫痪。诊见：神志清楚，面容呆滞，口眼左㖞，舌伸出向右歪，质淡嫩边呈齿痕，苔薄白。询之头晕，面色㿠白，言语謇涩，腰脊酸痛且畏寒，形寒多尿，右侧肢体呈弛缓性瘫痪，欠温，不知痛痒，脉沉细。治拟填髓通络，方用三痹汤加味：黄芪、续断、熟地各 12g，杜仲 10g，怀牛膝 9g，党参 10g，茯苓 12g，当归、白芍各 10g，川芎 6g，桂枝 3g，独活、秦艽各 6g，防风 15 g，枸杞 12g，甘草 5g。守方迭进 40 剂，患侧下肢功能逐渐恢复，可以下床独自步行，患侧上肢亦能呆板握物。

临床上对于老年脑衰、脑病，如何填髓益脑。笔者实践体会，从补肾入手，加诸填髓益脑专药。补肾填髓益脑的方剂，如左归丸、右归丸、麦味地黄丸、杞菊地黄丸等。而玉竹、麦冬、地黄、石斛、龙眼肉、鹿茸、肉苁蓉、菟丝子、补骨脂、杜仲、山萸肉、人参、黄精、山药、何首乌、仙茅、淫羊藿、冬虫夏草、枸杞等，均有生精填髓益脑之功效，临证可酌情而施。

十九、虞搏：伤寒挟内伤者其气必虚

明代虞搏《医学正传》提出："外感无内伤者，用仲景法。伤寒挟内伤者……邪之所凑，其气必虚。补中益气汤，从六经所见之证加减用之。"——对老年感染性疾病注重匡扶正气。

现今研究表明：老年感染的好发部位是呼吸道、泌尿生殖道、胆道，易致老年菌血症和败血症。老年人呼吸道感染的总发病率可高达21%，肺炎是老年人常见的病，肺炎并发症的发生率约为60%，也是老年人感染死亡的重要原因。明·虞搏之《医学正传》对老年外感性疾病注重补益正气，如上题录，足以指导今天临床。

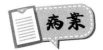

张某，男，61岁，2012年5月18日就诊。于1周前因重症肺炎行西医治疗出院，仍感胸痛，咳嗽，喘息，遂至我院门诊求中医诊治，刻诊：咳嗽，痰黄，量少，咽干痛痒，上三楼则喘，伴胸痛，检查：咽充血，扁桃体正常，心率80次/分，律齐，双肺呼吸音粗，未闻及干湿啰音与哮鸣音，舌苔黄干，边呈齿状，脉弦涩。治拟补益肺气，佐以清肺通络、止咳平喘，方用生脉散合止嗽散、玄麦甘橘汤加减，处方：南沙参10g，麦冬10g，五味子6g，黄芩10g，玄参10g，浙贝母10g，桔梗6g，前胡10g，橘红6g，百部10g，紫菀9g，橘络6g，1日1剂，每剂煎服2次，上方连服7剂，咳嗽偶作，无胸痛，喘息减轻，上方加山栀子10g，迭进14剂，咳嗽除，咽不痛，胸未痛，上楼不喘息，全胸片复查示正常范围。

二十、虞搏：虚而多汗者久服损真气

虞搏《医学正传》提出："虚而多汗者，久服损真气，夭人天年"——伤寒发散遂使气微欲绝，提示老年外感当顾正气。

风寒外袭，客于肌表，本当辛温发散，以解除表邪。唯对高年者则不尽然，如《续名医类案》载一妇服发散之剂而使气息奄奄。患者年届七旬，伤寒初起，头痛身疼，发热恶寒。医以发散，数剂不效，淹延旬日，渐不饮食，昏沉，口不能言，眼不能开，气微欲绝。后与人参五钱，煎汤徐徐灌之，须臾稍省，欲饮水，煎渣服之顿愈。又十年乃卒（《续名医类案》）。

推求此案，伤寒发汗，奈何致人于危，岂不怪哉？盖暮年之人，多半体衰，衰老受邪，正气难当，故在治法上应以匡扶正气为主。若专泥发散，恐虚

病案

陈某，男，81岁，2011年7月20日就诊。6月18日外院出院诊断：慢性肾衰，肾功能失代偿期，高血压病3级，极高危，高心病心功能3级，冠心病，房颤，刻诊：心慌，气短，双下肢肿，踝上按之凹陷，纳减，肢困，便溏，舌质淡，边程齿状，苔白微腻，血压120/60mmHg，证系心脾两虚，运化失常，治拟：补益心脾治本，运化水湿顾标，处方：南沙参10g，麦冬9g，五味子9g，茯苓15g，白术9g，扁豆9g，陈皮9g，生甘草8g，莲米9g，砂仁9g，桔梗9g，枳壳9g，炒麦芽10g，薏苡仁30g，冬瓜仁10g，1日1剂，每剂煎服2次，7天后复诊：心悸少发，双下肢肿减轻，继方加北沙参10g，继进15剂，双下肢肿消，踝上无凹陷迹，心悸未发，进食正常，继续慢性调理善后。

人之虚，难免失误。恰如《医学正传》所指出的，"虚而多汗者，久服损真气，夭人天年"。唯有扶正以祛邪，病恙自可蠲除。本案后用人参，挽治危症于顷刻，即是最好之佐证。鉴于上述，我们在今天的临床中对老年虚感顾及正气，每取较好疗效。

二十一、江瓘：大凡痰之为症热痰则清之

明代江瓘《名医类案》提出："痰因火动，宜以治火为先……大凡痰之为症，热痰则清之。"——痰火误补顿令气喘濒危提示老年切勿滥用补益。

治痰必求其根本，而对高龄患者，大多属虚痰，故尤当从本论治，或健脾化湿，或温肾行水，则水湿化而痰亦自除，固不待言。但是，临证必须善于变通，切忌按图索骥，囿于常法，因老年痰证也有属实火者。如钱中立治周训导，年五十时，患痰火之证。外貌虽癯，禀气则厚，性不喜饮。医视脉孟浪，指为虚火。用补中益气汤，加参术各五钱。病者服药过时，反致气喘上升，喘

　　李某某，男，82岁，2016年12月29日就诊。主诉：咳嗽半月余，现病史：患者诉慢性阻塞性肺气肿急性发作合并支气管扩张感染出院后复诊，现咳嗽痰白，咽痒，双踝微肿，不发热，不喘息，无胸闷、气短，纳差，二便可，舌淡，边齿状，苔黄，脉细。有高血压、高血脂、痛风、慢性肾功衰病史。查体：双肺呼吸音低，无明显干湿性啰音及哮鸣音。舌淡，边齿状，苔黄，脉细。中医诊断：肺胀病——脾肺气虚，痰热阻肺证。西医诊断：慢性阻塞性肺气肿，支气管扩张，拟益气健脾清肺法，以参苓白术散加减：红芪10g，茯苓12g，白扁豆9g，白术9g，化橘红9g，甘草8g，莲子9g，山药9g，砂仁9g，薏苡仁30g，桔梗9g，大枣10g，川贝母9g，黄芩9g，谷芽10g，玄参9g，麦芽10g，六神曲10g，山楂10g，枳壳9g，冬瓜子10g。文火煎煮200ml，1日2次，7剂。再诊：患者诉咳嗽减轻，继服上方14剂。又诊：患者诉咳嗽较前进一步好转，继服上方30剂。

息几殆。钱视曰，此实火也，宜泻不宜补，痰气得补，火邪愈炽，岂不危殆。先用二陈汤，探吐出痰碗许，其夜安寝。平时仍用二陈去半夏，加朴硝、大黄、下结粪无数，其热始退。更用调理药，旬日始安。(《名医类案》)

《医林绝墨·痰》曰："痰因火动，宜以治火为先……大凡痰之为症，热痰则清之。"《景岳全书·痰饮》亦云："不知痰之为病必有所以致之者，如因风因火而生痰者，但治其风火，风火息而痰自清也。"

二十二、李梴：老年瘿病多心阴虚损

明代李梴《医学入门》提出：老年瘿病多"由忧虑所生，忧虑伤心，遂使心阴虚损，证见心悸、失眠、多汗、舌光红"。——治在益气养阴，豁痰散结，补攻兼治。

现代医学之甲状腺功能亢进症，凡眼突颈肿者，属祖国医学之瘿病范畴，常兼心悸多汗，手颤易怒，形体消瘦。本病虽多见于青、壮年，但老年患瘿病者，也大有人在。显然，对老年之人，在治法上与对青壮年者有着殊异之处，因后者多着重于祛邪，即针对其肝气郁结，化火痰聚之病机，采用海藻玉壶汤等化痰软坚散结治之。而对老年瘿病则应注重补虚，盖老年瘿病多"由忧虑所生，忧虑伤心，遂使心阴虚损，证见心悸、失眠、多汗、舌光红"（《医学入门·瘿瘤篇》）。故笔者常取生脉散加味治疗，旨在益气养阴，豁痰散结，补攻兼治。

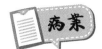 **病案**

黄某，女，52岁。于1981年8月发现颈肿眼突，形体消瘦而去某医学院附院，经做放射性131碘检查甲状腺功能状态，报告高于正常范围，诊断为甲状腺功能亢进症。来我部就诊时，兼见心悸烦热，气短难续，手颤汗出，脉乃细数，舌红少苔边呈齿状。细揣脉证，颈肿突眼乃痰结见证，心悸烦热，气短汗多等皆为气阴不足之候。据证依案，治以益气养阴，佐以豁痰散结，药用：党参9g，麦冬6g，五味子3g，浙贝9g，橘红10g，法半夏9g，云苓12g，甘草6g，昆布12g，夏枯草9g，煅牡蛎12g。连进上方30剂，颈肿明显缩小，余症消失。再去某医学院附院复查，报告甲状腺吸131碘功能试验正常范围。追访至今1年，病未复发。

二十三、胡慎柔：岂能舍后天治先天

明代胡慎柔《慎柔五书》提出："先天固有损者，非后天损之，无以致病。后天既损之矣，而先天又何能无损？治先天者，治后天耳，岂能舍后天治先天。"——老年补肾兼顾补脾。

胡慎柔提出："先天固有损者，非后天损之，无以致病。后天既损之矣，而先天又何能无损？治先天者，治后天耳，岂能舍后天治先天"（《慎柔五

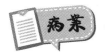

马某某，女，70岁，2017年10月20日就诊。主诉：失眠1个月，现病史：患者诉无明显诱因出现失眠，少梦，伴头昏，耳鸣，口干症状，纳食可，二便调。舌暗红，少苔边呈齿状，脉沉。检查：血压110/70mmHg，心率65次/分。听诊：双肺呼吸音清，未闻及干湿性啰音，心音正常，双下肢不肿。舌暗红，少苔边呈齿状，脉沉。中医诊断：不寐病——肝肾阴虚证，西医诊断：失眠，治以滋补肝肾法，拟杞菊二至方加减：南沙参10g，女贞子9g，墨旱莲9g，枸杞子10g，菊花9g，地黄12g，山药9g，牡丹皮9g，泽泻9g，白术9g，茯神12g，山茱萸9g，麦芽10g，神曲10g，大枣10g，酸枣仁10g。7剂，文火煎煮200ml，1日2次。复诊：诸症好转，唯睡眠质量改善不明显，继服上方15剂。复诊：诸症好转，睡眠质量较前明显改善，继服上方30剂。复诊：诸症悉除，现偶有稀便，后以参苓白术散加减以善其后：南沙参10g，茯苓10g，白术10g，白扁豆10g，陈皮10g，甘草3g，莲子10g，芡实10g，山药10g，砂仁3g，薏苡仁10g，桔梗6g，黄芩10g，谷芽10g，麦芽10g，六神曲10g，颗粒冲剂，7剂，1日2次。

书》）。清·喻嘉言则提出："高年人唯恐无火，无火则运化艰而易衰。有火则精神健而难老，有火者老人性命之根"，并主张"收摄肾气，原为老人之先务"（《寓意草》）。应当肯定，持补肾或补脾者，乐山乐水，各有擅长。但也必须指出，既有所长，必有所短。事实上，若单用补肾或补脾者，在临床上必有局限。

二十四、胡慎柔：阳气发外而内尽阴火急用保元或健中

胡慎柔《慎柔五书》提出："凡诊老人及病人，六脉俱和缓而浮，二三年间当有大病或死。何也？脉浮则无根，乃阳气发外而内尽阴火也。急用保元或健中服之，则阳气收于内，即反见虚脉，或弦或涩，此真脉也。宜照脉用保元助脾之剂，脉气待和，病亦寻愈，寿有不可知者。"——沉疴养胃，可望生气。

明代胡慎柔虽名不见经传，但其所撰《慎柔五书》不失为珠玑之作。明代名家周学海赞誉"此书格律谨严，可为老人、虚人调养指南。"胡氏认为，"凡诊老人及病人，六脉俱和缓而浮，二三年间当有大病或死。何也？脉浮则无根，乃阳气发外而内尽阴火也。急用保元或健中服之，则阳气收于内，即反见虚脉，或弦或涩，此真脉也。宜照脉用保元助脾之剂，脉气待和，病亦寻愈，寿有不可知者"（《慎柔五书》）。这番论述，看似平淡，确有见地，且观《灵枢·终始篇》中有："阴阳俱不足，补阳则阴竭，泻阴则阳脱，如是者可

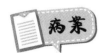

伊某，女，83岁，1980年8月27日出诊。家属代诉：近1周来，饮食不下，吞咽梗涩而痛，稀粥难下，仅喝豆腐花、米汤度日。精神疲惫，目眶四陷，形体瘦削，口干枯燥，五心烦热，大便干结，舌光红无苔，脉细数。此系胃阴亏极，化源告竭，急以独参汤，西洋参10g，炖服，1日1剂，频频呷服。连服5日，再诊，诉及口生津液，知饥可进稀粥，舌面布少许薄白苔，改拟益胃汤继养胃阴，处方：沙参12g，麦冬10g，生地12g，玉竹、石斛、扁豆、莲米、乌梅、砂仁各10g。1日1剂，连服半个月，追访患者饮食如常。

将以甘药"之论，由此可见，慎柔对老年阴亏阳欲脱之沉疴重疾主张用保元、健中之剂的思想，实参《黄帝内经》底蕴。不仅如此，慎柔还认为"诸脏皆病……，唯胃气不绝，用药力以培之，庶可冀幸万一"（《慎柔五书》）。是"有胃气则生，无胃气则死"矣。

二十五、魏之琇：中气告竭除中症不可为

清代魏之琇《续名医类案》提出："某刑部高年久痢，色如苋汁，服芩连白芍之类，二十余剂，渐加呃逆，六脉弦细如丝，与理中加丁香肉桂，疑不服，仍啜前药，数日病愈甚，而骤然索粥，诸医皆以能食为庆，再诊，则

周某某，女，59 岁，2017 年 3 月就诊。主诉：咳嗽 3 个月，现病史：患者诉咳嗽 3 个月，曾于 1 个月前在西医院予抗生素治疗后未见好转，现咳嗽少痰，咽痒，无喘，无发热，纳少，寐安，二便调，舌淡，边齿状，苔黄，脉细。体格检查：神志清楚，查体合作。咽充血（＋）。听诊：双肺呼吸音粗，未闻及干湿性啰音。舌淡边齿状，苔黄，脉细。辅助检查：胸部 X 片显示：双侧肺纹理模糊，多考虑为支气管炎，建议结合临床。中医诊断：咳嗽病——热伤肺络证，西医诊断：支气管炎，治拟益气清肺化痰止嗽，方用止嗽散加减：太子参 12g，黄芩 9g，川贝母 3g，玄参 9g，甘草 8g，桔梗 9g，枳壳 9g，前胡 9g，化橘红 9g，百部 9g，紫菀 9g，薏苡仁 10g，麦芽 12g，麦冬 9g。7 剂，代煎，1 日 2 次。复诊：患者诉咳嗽减轻，检查：咽部充血减轻，舌淡边齿状，苔黄，脉细。上方加谷芽 10g。再诊：患者诉咳嗽消失，检查：咽部无充血，纳食可，二便调，舌淡边齿状，苔白，脉细。胸部 X 片显示：胸部平片未见明显异常。拟参苓白术散加减善其后，药方如下：太子参 10g，茯苓 10g，白术 10g，白扁豆 10g，化橘红 6g，甘草 3g，莲子 10g，山药 10g，砂仁 3g，薏苡仁 10g，桔梗 6g，浙贝母 10g，黄芩 10g，谷芽 10g。7 剂，代煎，1 日 2 次。

脉至如循刀刃，此中气告竭求救于食，除中症也，不可为矣。"(《续名医类案》)——痢服芩连骤然中气告竭，提示老年急症当固其本。

黄芩、黄连治痢之妙用，已为古今临床、实验所证实。诸治痢名方如芍药汤，白头翁汤等皆以芩、连的作用为主，然而，《续名医类案》竟载一高年患者因服芩连，骤然中气告竭而逝者。如某刑部高年久痢，色如苋汁，服芩连白芍之类，二十余剂，渐加呃逆，六脉弦细如丝，与理中加丁香肉桂，疑不服，仍啜前药，数日病愈甚，而骤然索粥，诸医皆以能食为庆，再诊，则脉至如循刀刃，此中气告竭求救于食，除中症也，不可为矣。(《续名医类案》)

分析此案，芩、连擅长治痢，固然毋庸置疑。但治贵辨证论治，药贵切中病机。本案年高体羸，且属久痢不止，病从寒化，太阳虚弱，脾肾不固，故治宜温补固涩，慎用苦寒攻伐之品，前医妄用芩连，已伤脾胃，本与理中加丁香、肉挂，还可重振脾阳，补偏救弊。但病家弃置不用，仍啜前方，遂致胃气败伤，真藏脉现，病势危重。这时若急用独参汤或参附汤，浓煎频服，回阳救逆，仍可望一线生机，然病家崇尚前医，一意孤行，终为药伤而殁矣！凡此，告诫我们对老年急症治法当固其本。

二十六、魏之琇：凡郁病法当顺气为先

魏之琇《续名医类案》提出："凡郁病必先气病，气得疏通，郁与何有？诚然，郁证皆因气不周流所引起，法当顺气为先。但又当分辨虚实，证属实者，在理气的基础上分别配以行血、化痰、利湿、清热、消食之剂；若是虚证，则以益气养血扶正为法，否则，犹如轻舟重载，恐难任风波。"——郁证破气招致病剧而殆 提示老年杂病当辨虚实。

《医方论·越鞠丸》云："凡郁病必先气病，气得疏通，郁与何有？"诚

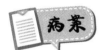

病案

聂某某，男，77岁，2017年2月6日就诊。主诉：咳嗽伴痰中带血1周，现病史：患者诉咳嗽夜间加重，痰黄稠，咽痒，伴痰中带血丝，上楼则喘息，无发热，无胸闷、气短，纳食可，二便正常。曾有咯血病史。体格检查：听诊：双肺呼吸音粗，无明显干湿性啰音及哮鸣音。双下肢不肿，舌红，苔黄腻，脉沉。中医诊断：肺胀病——热伤肺络证，西医诊断：双肺结节（感染性，肿瘤待排除），慢性支气管炎，肺气肿，治拟益气清肺化痰软坚，方用止嗽散加减：太子参12g，黄芩炭9g，川贝母3g，玄参9g，甘草8g，桔梗9g，枳壳9g，前胡9g，化橘红9g，百部9g，紫菀9g，薏苡仁30g，麦芽12g，墨旱莲10g。文火煎煮200ml，1日2次，7剂。复诊：咳嗽好转，偶痰中带血，不发热，不喘息，继服上方5剂，加裸花紫珠片2盒，1次2片，1日3次。再诊：咳嗽较前好转，无痰中带血，不发热、喘息，继服原中药方14剂。复诊：咳嗽较前好转，无痰中带血，不伴发热、喘息，原方加连翘10g，夏枯草9g以软坚散结，21剂。咳嗽诸症消失。

然，郁证皆因气不周流所引起，法当顺气为先。但又当分辨虚实，证属实者，在理气的基础上分别配以行血、化痰、利湿、清热、消食之剂；若是虚证，则以益气养血扶正为法，否则，犹如轻舟重载，恐难任风波。如秀才杨君爵，年将五十，胸痞少食，吐痰体倦，肌肉消瘦，所服方药，皆耗血破气化痰降火，曰，此气郁所伤，阳气未升越。属脾经血虚之证，当用归脾汤，能解郁结生脾血。用补中益气、壮脾气升发诸经。否则，必为中满气膈之患。不信，仍用前药，后果患前症而殁。(《续名医类案》)

二十七、魏之琇：肆用寒凉戕贼生气

魏之琇《续名医类案》提出："肆用寒凉，戕贼生气。"——治病切不可见病不见人，而应审察体质虚实，权衡轻重缓急。

老年病可分为三类：其一，乃老年期特有的疾病如圆翳内障、老年期痴呆等；其二，虽然青、壮年也发生，但多见于老年期的疾病，如哮喘、消渴、中风等；其三，老年人和青年人都可见到的疾病，属于这一类的疾病特别多，如感冒、胃脘痛、泄泻、便秘、痹证等。对于前二者，因系老年人所特有或多见的疾病，故在治疗中易于注重老年人的特点，即大多脏腑虚弱，正气耗伤，

赵和齐年六十患病，予以他事请见，延至中堂云，偶因劳倦体疲，正欲求教。为诊视，细按其六部，并察其形神，谓云，翁病属外邪，非劳发也，须着意珍重。时葛存诚在座，私谓云，此病是极重外感，邪气有内陷之兆，恐难挽回。别去三日，复邀看则神气已脱，脉无伦次，问所服何药，云石膏汤。曰病症固重，服药又差，无汗发热，非阳明证，何得用石膏？此太阳证未经发汗，邪气传里，里虚水涸，不胜邪热，真气已脱，必不可救。不两日而毙矣。推求此案，发人深思，其舛错之处，在于肆用寒凉，戕贼生气。凡此之误，足资借鉴。要而言之，有些疾病青壮年与老年人虽可同患，但病机绝不尽同，故在治疗上切不可见病不见人，而应审察体质虚实，权衡轻重缓急。就一般而论，对青壮年可直祛其邪，而老年人则应兼顾扶正。否则，轻舟重载，恐有灭顶之虞！（《续名医类案》）

阴阳失调，气血亏虚，精液不足，乃多虚之体。从而在立法处方上以顾护正气为主。但是，对属于后一种，即青年与老年均可常患的疾病，在治疗上则往往容易忽略老年人疾病的特殊性。

二十八、魏之琇：躁急求功辄欲更端遂致痼疾

魏之琇《续名医类案》提出："躁急求功，再剂不效，辄欲更端，遂致痼疾。"——治疗老年病切不可急于求成，而应有方有守，图其缓功。

老年人大多脏器衰老，气血亏虚，抗病力减弱，故易于受病。一旦生病，又因脾胃吸收、运化功能薄弱，难任猛攻、峻补；由于老年人患病不似青壮年，后者邪气盛而正气未衰，老年则是正不胜邪，其精、气、神、血、津液亏损日久，一时难以匡扶。但是，这些特点往往易为人们所忽视，初诊若不见功，或效不显著，辄改弦易辙，或加重药量，结果反误病机，致人危殆。如《医宗必读·淋证》载杜完之夫人，淋沥两载，靡药不尝，卒无少效。中梓诊之，见其两尺沉数，为有瘀血停留，法当攻下，因在高年，不敢轻投，但于补

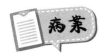

如一人年五旬，沉于酒色，忽头痛发热，医以羌活汤散之汗出不止，昏晕不省，李为灸关元十壮而醒。四君子加姜桂，日三剂，至三日少康。因劳怒复发厥，用好参、熟附、煨姜，煎服稍醒，但一转侧即厥。一日之间，计厥七次。服参三两，至明日以羊肉羹糯米粥与之，尚厥二三次。至五日而厥定。乃泣而问日可再生否？日脉有根蒂，但元气虚极，非数载调摄不能康也。幸其恪信坚守，两月之间，服参四斤。三年之内，煎剂六百帖，丸药七十斤，方得步履如初。亲友众多，议论杂出，若非病人信任之专，倘久而见疑，服药必怠，未有获生者也（《续名医类案》）。本案促人猛省，苟非医者有方有守，则病者亦难望化险为夷！

养气血之中，加琥珀、牛膝以数十剂收功。而夫人躁急求功，再剂不效，辄欲更端，遂致痼疾。由此可见，治疗老年病切不可急于求成，朝秦暮楚，而应有方有守，图其缓功。

二十九、魏之琇：基本实者得宣通之性必延其寿

魏之琇《续名医类案》提出：华佗《中藏经》云："基本实者，得宣通之性，必延其寿；基本虚者，得补养之性，必长其年。"——切忌囿于常法，误补益疾，助贼为殃。

就一般而论，老年病人多属虚或虚中挟实者，但也有禀赋较厚、天寿过度和摄养有方而患病属实者。对此，常易囿于常法，误补益疾，助贼为殃。

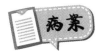

如李思瑭母，年六旬，体甚肥，正月间忽中风卒倒，不省人事，口噤喉鸣，手足不随，服牛黄丸、小续命不效，脉之浮洪而滑，右手为甚。缘奉养极厚，形气盛而脉有余。经云，消瘅击仆，偏枯痿厥，气满发逆，肥贵人则膏粱之疾也。又云，土太过令人四肢不举。丹溪所谓湿生痰，痰生热，热生风也。当先用子和法涌吐之。乃以稀涎散斋汁调灌之，涌出痰涎碗许。少顷又以三化汤灌之。至晚泻两三行。喉声顿息，口亦能言，但人事不甚省。知上下之障塞已通，中宫之积滞未去也。用二陈汤加枳实、黄连、莱菔子、木香、白蔻仁，每日二服。数日人事渐爽。（《续名医类案》）举此一案，足见老年病既不可一概作虚论，亦不可绝对禁用吐、下法。华佗《中藏经》云："基本实者，得宣通之性，必延其寿；基本虚者，得补养之性，必长其年。"此语不失为至理名言，堪作临证指南！

三十、喻嘉言：有火者老人性命之根

明末清初时期喻嘉言《寓意草》在阐发衰老成因时，十分注意肾阳的作用，指出"高年人唯恐无火。无火则运化艰而易衰。有火则精神健而难老。有火者老人性命之根"，这就不难看出，喻氏所谓真阳上脱是建立在肾阴亏乏之上的。基于上述原因，所以他提出"阳气以潜藏为贵，潜则弗亢，潜则可久"。凡此之论，皆为喻嘉言治疗老年病的主导治法。——肾中真阳乃高年之命根。

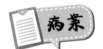

　　黄某某，男，72岁，2007年11月20日就诊。主诉：头昏1月余，现病史：患者诉偶发头昏，目蒙干涩，精神差，无耳鸣，无口眼歪斜，无腰膝酸软，语言清晰，四肢功能正常。体格检查：血压120/70mmHg，活动自如，舌暗红，少苔，脉弦细无力。中医诊断：眩晕病——肝肾不足证，西医诊断：脑梗死，脑萎缩，脑白质病，拟填髓益海，补益肝肾。治宜杞菊地黄丸加减：黄芪10g，龟板10g，石菖蒲6g，锻龙骨10g，枸杞10g，菊花9g，生地15g，山药9g，丹皮9g，泽泻9g，茯苓12g，山萸肉9g，炒麦芽12g。文火煎煮200ml，1日2次，7剂。复诊：头不晕，精神好转。舌红少苔，脉弦细。继服上方7剂。再诊：头不晕，精神较前好转。舌红少苔，脉弦细。血压130/80mmHg，继服上方7剂。又诊：头不晕，精神较前好转，目蒙干涩较前好转。血压120/70mmHg，继服上方7剂。

三十一、喻嘉言：收摄肾气原为老人之先务

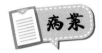

　　占某某，女，68岁，2012年6月19日就诊。主诉：间断头晕5年余，再发加重1个月。既往史：有高血压病史5年，最高血压200/138mmHg，平时服用利血平片，每日1次，每次1片，自诉血压控制可。刻诊：发作性头晕，动则心慌气短，肢体倦怠，无头痛，纳可，二便调，夜寐欠安。体格检查：心率56次/分，律齐，神志清楚，言语清晰，四肢功能无异常，血压120/80mmHg，舌质暗红，少苔，脉弦细。辅助检查：我院心电图示：①窦性心动过缓；②部分T波改变。中医诊断：眩晕（肝肾不足）。西医诊断：①高血压病3级，极高危组；②窦性心动过缓。治拟补益肝肾，方用杞菊地黄汤合生脉散加减。药如：南沙参10g，麦冬9g，五味子9g，枸杞子9g，菊花9g，生地12g，山药9g，丹皮9g，泽泻9g，茯苓12g，山茱肉9g，焦楂12g，1日1剂，每剂煎服2次，守方迭进7剂，复方丹参滴丸，服法：1日3次，每次10丸舌下含服，嘱患者利血平片继续服用。同年6月29日二诊：患者诉头晕症状好转，动则心慌气短较前好转，仍乏力，夜寐欠安。查体：血压130/70mmHg，心率70次/分，律齐，舌质暗红，少苔，脉弦细。治守原法，上方加粉葛9g，1日1剂，每剂煎服2次，守方连进60剂。2012年9月6日三诊：患者诉头晕较前明显好转，快步偶有心慌气短，夜寐尚安，查体：血压130/70mmHg，心率70次/分，律齐，舌质暗红，少苔，脉弦细。守原法，上方加丹参9g，1日1剂，每剂煎服2次，守方连进14剂，诸恙告愈。按：此系精髓不足，不能上充于脑，髓海失养而致眩晕诸症。治当补益肾精，安神养脑，故予杞菊地黄汤补益肝肾，又因患者肢体倦怠，气短懒言，故予生脉散益气，则诸症悉除。

喻嘉言《寓意草》肯定了高年之命根在于肾阳之后，紧接着就提出"收摄肾气，原为老人之先务"。在他看来，"肾中之气，易出难收"，"诚使真阳复返其宅，而凝然与真阴相恋，然后清明在躬，百年尝保无患"。

三十二、吴鞠通：情志重伤又届相火主令以致肝风鸱张

吴鞠通《清代名医医案精华·吴鞠通医案》提出："病由情志而伤，中年下焦精气不固，上年露痹中之萌，近因情志重伤，又届相火主令，君火司天，……以致肝风鸱张。"——对老年病多心理反应用形神共调。

吴鞠通此段论述见之于《清代名医医案精华·吴鞠通医案》，就现今医疗实践而论，不管患者的心理活动是发病本身引起，还是由生活中其他事件引起的，只要对疾病的发展和预后有影响，医者必须重视并作处理。而中医学一贯强调精神因素对人体健康长寿的影响，对神志失调所致疾病或疾病引起的神志失调均采取形神共调。

姚某，男，56岁，1983年9月10日就诊。患者胃癌术后1年来，善惊易恐，心中惕惕，稍劳即发。发作时心脏蓦然跳动，而有欲厥之状。经检查，心脏未发现有病理性改变，诊为心脏神经官能症。刻诊：神情紧张，自觉心脏摇摆不定，坐卧不安，食欲不振，舌红少苔，脉虚数。病系怔忡由遇险危，加之耗伤阴血，心神不能自主而致。治拟养心镇惊，安神定志。方用生脉饮合安神定志丸加味：太子参12g，麦冬6g，五味子3g，茯苓、茯神各10g，远志9g，石菖蒲6g，龙齿15g（先煎），大枣3g，柏子仁、枣仁各10g。守方连进15剂，神定心安，夜寐正常，已思饮食，且可下床活动，做简单家务。原方迭进15剂，脉乃和缓，心率80次/分，诸恙悉除。嘱避免过劳，常服龙眼肉、大枣、莲米粥以怡神善后。

三十三、吴鞠通：邪无出路焉得成功

吴鞠通《清代名医医案精华·吴鞠通医案》提出："七旬以外老人，滞下红白积，业已一月有余。六脉洪大弦数而且歇止，乃痢疾之大忌。舌苔老黄，积滞未清，腹痛当脐。医者一味收补，置积滞于不问，邪无出路，焉得成功？势已重大之极，勉与化滞，兼与温通下焦。"——老年痢疾，温通兼而施之。

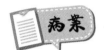

毕某，男，67岁。秋间患痢，经治10日未瘥。下痢稀薄，带有白冻，日更衣6~7次，伴有腹痛、里急后重、纳呆神疲等证，舌质淡润，苔腻略黄，脉乃濡缓。大便常规检查：红细胞（+），脓细胞（+++）。综合脉证，乃属正虚恋邪，湿热留滞。治宜健脾益气，清热利湿。方取连理汤加味：党参15g，白术9g，干姜3g，甘草9g，黄连3g，黄芩9g，葛根12g，白芍12g，广木香9g，马齿苋30g，守方连服6剂，诸恙悉除。大便常规复查（-）。再投健脾剂巩固善后。是以高年患痢，切忌不生气，滥投苦寒之品，而应该注重匡扶正气，兼以祛邪，否则正虚难复矣。

三十四、叶天士：阳明脉衰、下元衰矣

清代叶天士《临证指南医案》提出："五旬又四，阳明脉衰"，"高年阳明气乏"，"花甲以外年岁，……下元衰矣"，"六旬又六真阴衰"。——将阳明胃与肾相提并论。

程，昔肥今瘦为饮。仲景云，脉沉而弦，是为饮家。男子向老，下元先亏，气不收摄，则痰饮上泛，饮与气涌，斯为咳矣。今医见嗽，辄以清肺降气消痰；久而不效，更与滋阴。不明痰饮皆属浊阴之化，滋则堆砌，助浊滞气。试述着枕咳呛一端：知身体卧着，上气不平，必下冲上逆。其痰饮伏于至阴之界，肾脏络病无疑。形寒畏风，阳气微弱，而藩篱疏撤。仲景有要言不烦，曰："饮邪必用温药和之。"更分外饮治脾，内饮治肾。不读圣经，焉知此理！桂苓甘术汤。(《临证指南医案·痰饮》)

三十五、叶天士：渴饮频饥、溲溺浑浊、此属肾消

叶天士《临证指南医案》提出："渴饮频饥，溲溺浑浊，此属肾消。阴精内耗，刚气上燔，舌碎绛赤，乃阴不上承，非客热宜此，乃脏液无存。"——治消渴滋补肾阴兼顾胃阴。

消渴者，老年人之常见病也，患是疾者，多饮多食又多尿，形容每多消瘦。推究该病起因，大多由于情志失调、饮食不节、劳逸失度，久而久之，引起肺燥、胃热、肾虚，而其中肾阴亏又为本病之关键所在。正如清代名医叶天士所云："渴饮频饥，溲溺浑浊，此属肾消。阴精内耗，刚气上燔，舌碎绛赤，乃阴不上承，非客热宜此，乃脏液无存"（《临证指南医案·三消》），不仅如此，天士还认为："液涸消渴，是脏阴为病。但胃口不醒，生气曷振。阳明阳土，非甘凉不复"（《临证指南医案·三消》）。我们遵叶氏之旨意，体察到治消渴滋补肾阴时苟不兼顾胃阴，殊难奏其全功，因胃气一败，百药难施矣！有鉴于斯，笔者临证喜用六味地黄加益胃汤化裁治疗，效验颇著。

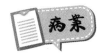 病案

王某，女，56岁。心烦口渴引饮，多食而消瘦，小便频数、量多已持续半年余，兼有五心烦热，头昏乏力，腰膝酸软，切得脉细而数，舌红少苔。化验尿糖定性（＋）。据证法拟滋阴补肾，佐养胃阴，药如：生地12g，山药10g，丹皮9g，泽泻9g，云苓10g，山萸肉9g，沙参12g，麦冬9g，玉竹10g，石斛10g，扁豆12g，守方服至20剂，诸症消失，尿糖定性复查转阴。嘱：节制饮食，禁忌辛辣、厚味，劳逸结合，保持情志舒畅，以善其后。随访迄今近2年，未见复发。

三十六、叶天士：五旬又四、劳心阳动、阴液日损热为癃为淋

叶天士《临证指南医案》提出："五旬又四，劳心阳动，阴液日损……酒性辛温，亦助湿热。热下注为癃为淋。"——老年淋证着眼阴虚火旺，膀胱被灼。

高年患淋，大异于青壮年者。因青壮年多为湿热下注膀胱，而老者多系阴虚火旺，膀胱被灼，津液涩少乃致淋沥涩痛。叶天士对此疾有一段精辟的论述："五旬又四，劳心阳动，阴液日损……酒性辛温，亦助湿热。热下注为癃为淋。"（《临证指南医案·淋浊》）倘若不慎审病机，妄用苦寒之品，势必更竭其阴，铸成大错，唯有滋润清热通淋，补中寓通，方可收功。

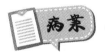

万某，女，66岁。患尿频，尿急，尿短涩痛数天，兼有心烦少寐，颧红口干，大便干结，脉细数而滑，舌红少苔。小便常规检查：蛋白少量，红细胞（＋），脓细胞（＋＋）。证乃阴虚内热，膀胱被灼，治宜滋阴清热通淋。药如：生地12g，山药9g，丹皮9g，泽泻9g，云苓10g，女贞子12g，淡竹叶9g，芦根12g，山栀9g，茅根18g，进药9剂，诸症霍然而愈，尿常规复查（－）。

三十七、林佩琴：老人久恙须调补其本、另订膏方

清代林佩琴《类证治裁》："高年，头眩肢麻，耳鸣舌绛，此上盛下虚也……应蓄水涵木兼摄虚阳……3 服后诸症悉退"；"另订膏方，用前味加洋参、萸肉、莲实、嫩桑枝熬膏，收贮窖，退火气，每服 15ml，加意调摄，可望回春"——膏方善后，中医的老年人暂停用药原则。

陈某，男,67 岁,2011 年 2 月 24 日就诊。老年性痴呆，面容呆滞，失忆，失算，步履蹒跚，生活失去自理能力，舌质暗红，间布裂纹，少苔，2009 年 3 月 5 日，在外院脑 CT 诊断：①脑萎缩；②所示侧脑室第三脑室稍示扩大。证系髓海不足，元神混淆，治拟填髓益脑，处方：石菖蒲 9g，远志 9g，生龙骨 30g，败龟板 10g，黄芪 10g，枸杞 10g，菊花 9g，生地 10g，山药 9g，丹皮 9g，泽泻 9g，茯苓 12g，山萸肉 9g，1 日 1 剂，每剂煎服 2 次，守方连服 3 个月，复诊，加黄精 10g，当归 10g，制首乌 10g，女贞子 10g，旱莲草 10g，记忆失认有所好转，能认识拜访的同事及亲友，步履蹒跚也减轻，原方 25 剂制膏滋 1 料，每服 20ml，1 日 2 次，以善其后。

闫某，女，62 岁，2011 年 11 月 29 日就诊。发作性头晕，目雾干涩，兼作耳鸣，健忘，腰膝酸软，舌暗红，间布裂纹，少苔，脉象弦细，外院 MR 示：双侧额顶叶多发腔隙性脑梗死，否定糖尿病及高血压病史，要求膏滋调理，据证治拟滋补肝肾，谨防阴虚阳亢动风，方拟杞菊地黄汤、二至丸加减。枸杞 10g，菊花 9g，生地 15g，山药 9g，丹皮 9g，泽泻 9g，茯苓 12g，山萸肉 9g，女贞子 9g，旱莲草 9g，葛根 9g，焦楂 10g，丹参 9g，制首乌 10g，龟胶 10g，阿胶 10g，炒二芽各 15g，25 剂加蜜收膏滋 1 料，每服 20ml，1 日 2 次，温开水调服，历年复诊，诸症好转，要求守方继续调理。

三十八、林佩琴：老人俾脾元充旺可免痼疾之累

林佩琴《类证治裁》提出：老人"数年久恙，须调补其本"；"俾脾元充旺，……可免痼疾之累"。——老年慢性病强调治病求本。

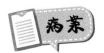

李某，女，58 岁，2012 年 9 月 3 日就诊。胃脘痞胀，疼痛，嗳气，纳减便溏，在外院胃镜检查提示：萎缩性胃炎，病理诊断：（胃窦）黏膜组织呈中度慢性炎伴轻度肠上皮化生，嘱 3 个月后复查。遂来我院门诊，诊脉弦细，舌淡紫，边呈齿状，苔薄黄，证系：脾胃气虚，气滞湿阻，且有聚毒化热之势。据证拟案，方以香砂六君汤加减：治本为主，处方：党参 15g，枳实 9g，白术 9g，茯苓 12g，生甘草 8g，陈皮 9g，姜半夏 9g，广木香 9g，砂仁 9g，干姜 3g，大枣 6g，蒲公英 9g，香橼皮 9g，蛇舌草 10g，鸡内金 6g，炒麦芽 15g，1 日 1 剂，每剂煎服 2 次，守方连进 3 个月，胃痛症状消失，胃镜复查：提示浅表性胃炎，以香砂六君丸善后。

三十九、林佩琴：老人真阴涸相火易炎、权用镇摄法

林佩琴《类证治裁》提出："凡来势骤者莫如火，老人真阴涸，故相火易炎，权用镇摄法。"——病势骤猛如火 宜用镇摄之法。

　　如睦氏，年近六旬，肢麻头晕屡发，今春头右侧畔麻至舌尖，言謇目红，龈浮齿痛。厥阳升逆，鼓扇痰火，入窍入络，轻则麻瘖，甚则口眼㖞斜，偏枯类中。用滋阴镇阳以熄风：熟地、钩藤、石斛、杞子、茯神、白芍、牡蛎、磁石、羚羊角，山栀、甘菊俱炒。10数服后症减，去磁石，加冬桑叶、黑芝麻。后再去钩藤、栀、菊、羚角等，加潞参，以桑葚熬膏、阿胶和丸，渐安（见《类证治裁·麻木·医案》）。佩琴将老年暴病速疾归结为火，并拟镇法以治之，对于治疗老年急症确有开创思路的作用。严重危害老年健康者，莫过于中风、胸痹、癥瘕及哮喘，而中风尤其病急势重，预后不良。然林氏镇摄之法，使肝镇风熄，大有未中先防、既病防变之功。如孙案，高年，头眩肢麻，耳鸣舌强，此上盛下虚也。值少阳司令，肝风内震，故其脉浮洪，时交夏火旺，遂口㖞言謇。消谷善饥，便溏汗泄，又归阴虚液亏风动之咎。此例风火袭络，类中显然，最应防倾仆痰涌，然午刻升火、头汗身热，本由阴不交阳，故断无攻风劫痰之理，而应蓄水涵木兼摄虚阳：熟地、五味子、麦冬、茯神、牡蛎（醋煅研）、甘菊炒、鲜石斛、白芍、川贝母、丹皮、阿胶水化。3服后诸症悉退，脉渐平，唯夜卧少安，此肝虚而魂失静镇也，予原剂中加龙骨煅，连服勿间。另订膏方，用前味加洋参、黄肉、莲实、嫩桑枝熬膏，收贮窨，退火气，每服15g。加意调摄，可望回春。
（《类证治裁·中风·医案》）

四十、林佩琴：生命以阴阳为枢纽

林佩琴《类证治裁》提出："生命以阴阳为枢纽。阴在内，阳之守；阳在外，阴之使，阴阳互根，相抱不脱，《素问》所谓阴平阳秘，精神乃治也。若夫元海根微，精关直泄，上引下竭，阴阳脱离，命立倾矣。"——善于补偏救弊贵在调燮阴阳。

如房叔案，秋感时疫，顷闷吐泻，筋制囊缩，手足厥逆，脉微。予六和汤去扁豆、白术、杏仁，加吴茱萸、煨姜。药后吐泻止，手足温，忽发痉，项背强直，时或反张，头面冷至胸背，躁扰欲冷饮，目闭，心虽了了，口不能语。此乃吐泻之后，真阴大伤，厥气上逆，阴阳失交，虚风入络，故现痉厥重症。虽神明未昏：而肾水欲枯，微阳垂绝，勉用参、附回阳，归、芍救阴，麦冬、五味生津，木瓜、钩藤舒筋，茯神、远志敛神。服后阳回躁定，再剂诸症悉退（《类证治裁·厥证·医案》）。

四十一、林佩琴：急则治标理先清降

林佩琴《类证治裁》提出："急则治标，理先清降"——暮年症急体虚，务必先顾其标。

老年病治当求本，然标急危及生命或影响本病时，林佩琴多先顾标，再治其本。

如赵案，衰年喘嗽痰红，舌焦咽燥，背寒，耳鸣颊赤，脉左弦疾，右浮洪而尺搏指。按脉证系冬阳不潜，金为火烁，背觉寒者，非真寒也。以父子悬壶，身病自医，忽而桂附，忽而知蘖，忽而葶苈逐水，忽而款冬泄肺，以致嗽血益加，身动即喘，坐则张口抬肩，侧卧则肺系缓而痰益壅，喘益急。思桂附既辛热助火，知蘖亦苦寒化燥，非水焉用葶苈，泄热何藉款冬！细察吸气颇促，治宜摄纳，但热蒸腻痰，气冲咽痛，急则治标，理先清降。用川百合、贝母、杏仁、麦冬、沙参、牡蛎、阿胶（水化）、燕窝（汤煎）。一啜嗽定而痰红止。去杏仁、牡蛎、阿胶，加生地、竹茹、丹皮、玄参、羚羊角，午服以清上中浮游之火，熟地、五味、茯神、秋石、龟板、牛膝、青铅，晚服以镇纳下焦散越之气，脉证渐平（《类证治裁·喘证·医案》）。本例倘若不顾标，囿于求本，难免两者俱失，误及性命。

四十二、王九峰：喘满之虞暂宜清通、再进肾气

王九峰《清代名医医案精华·王九峰医案》提出："年逾古稀，阴阳俱衰，肿自下起，蔓延于上，腰大如围，下体肿着，二便不利，湿不运行，胃呆纳少，清浊混淆，气化无权，势入危境。金匮肾气，固是正理，脉见滑数，脾虚生湿，渍之于肺，有喘满之虞。暂宜杏、苏清通，以化湿热，再进肾气可

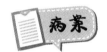
病案

　　吕某，男，79岁，2007年12月7日就诊。慢阻肺、肺心病出院10天，出诊症见咳嗽少许黄痰，静坐喘息，动则加剧，不发热，颈静脉充盈，双下肢不肿，检查：神志清楚，重病容，精神疲惫，咽充血，扁桃体正常，心率92次／分，律齐，双肺呼吸音粗，肺底散在干性啰音，舌质暗红，边呈齿状，苔黄干，脉细数，据证治拟益气清肺，兼以止咳化痰平喘。药如：南北沙参各10g，黄芩10g，山栀10g，鱼腥草15g，桑白皮10g，地骨皮10g，生甘草8g，浙贝母10g，姜半夏9g，桔梗9g，枳壳9g，百部9g，紫菀9g，白前9g，炒麦芽20g，1日1剂，每剂煎服3次。1周后再次出诊，患者咳嗽减轻，少痰色白，静坐不喘，精神明显好转，检查：咽充血，扁桃体正常，心率88次／分，律齐，双肺呼吸音粗，未闻及干湿啰音及哮鸣音，舌暗淡，苔薄黄，迭方继服7剂。三诊，患者偶咳，无痰，动则喘息汗出，易法易方从本治喘。药如：南沙参10g，麦冬9g，五味子9g，黄芩9g，桑白皮9g，地骨皮9g，生甘草8g，橘红9g，姜半夏9g，茯苓12g，熟地15g，当归10g，桔梗9g，枳壳9g，前胡9g，百部9g，紫菀9g，炒莱菔子9g，1日1剂，每剂煎服2次，并早晚各服我院验方润肺益肾饮20ml以资预后，观察至今近5年患者虽有小感冒但慢阻肺一直未重发，稍动不喘，生活自理。

也。"——以"善后"应对老年病不良预后。

王九峰此番论述见之于《清代名医医案精华·王九峰医案》，历代中医对老年重病的治疗多注重善后处理，在现代西医学看来老年人发病后预后不良，主要表现为治愈率低和死亡率高，而以善后对应不良预后可称中医治法一绝。

四十三、王九峰：肾病而肺不病者勉拟斡旋中枢、清上实下辅之

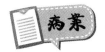

　　张某某，女，83岁，2017年1月20日就诊。主诉：咳嗽、咳痰1月余。患者诉8天前因"咳嗽、咳痰1月，发热1天"入院（武汉市第六医院）治疗，出院诊断：①肺部感染；②腔隙性脑梗死；③脑白质病；④脑萎缩；⑤轻度贫血；⑥睡眠呼吸暂停综合征。现偶咳，痰白，纳减、嗳气，不喘息，不发热，神志清楚，语言清晰，夜寐不安，二便调。查体：双肺呼吸音低，无干湿性啰音，腹软，肝脾肋下未及，双下肢不肿，四肢功能无异常，舌淡紫，边呈齿状，苔白腻，脉细。辅检肺部CT示：①双肺少许感染，范围较前减少；②右肺中叶微小结节，建议追踪复查；③局限性肺气肿；④纵隔淋巴结增多。中医诊断：咳嗽病－脾胃气虚，湿浊阻滞证，西医诊断：①肺部感染；②腔隙性脑梗死；③脑白质病；④脑萎缩；⑤轻度贫血；⑥睡眠呼吸暂停综合征。治拟健脾理气，化湿止咳，参苓白术散加减：太子参12g，茯苓12g，白术9g，白扁豆9g，化橘红9g，甘草8g，莲子9g，山药9g，砂仁6g，薏苡仁20g，桔梗9g，川贝母6g，黄芩9g，谷芽10g，麦芽10g，玄参9g。水煎取200ml,1日1剂，分2次服，共6剂；复诊：咳嗽好转，睡眠好转，纳少，守方继服14剂，复诊：咳嗽消失，痰白，无嗳气，睡眠可，纳少，守原方28剂，以巩固善后。

　　金元·刘完素之《素问病机气宜保命集》指出："七十岁至百岁，和气如冬，五脏空洞，犹蜕之蝉"以致"触物易伤，衣饮厚薄，和之伤也，大寒振栗，大暑煎燔"；"其治之之道，餐精华，处奥庭，燮理阴阳，周流和气，宜延年之药，以全其真"，凡此，可称治老老年病，古称耄耋之年，现亦称高龄老人之纲领性文献。

王九峰《清代名医医案精华·王九峰医案》提出："容纳主胃，运化主脾，脾升则健，胃降则和，抑郁伤肝，木乘土位，清阳无以舒展，浊阴上僭，致成否象。津液不归正化，凝浊生痰，蔽于清空之所，以致伤咽不通，饮食不下。年逾六旬，五液先亏，大便结燥。肺肾皆伤，乙癸同源，金水相生，未有肝病肾不病，肾病而肺不病者矣。勉拟斡旋中枢，以畅清阳为主，清上实下辅之。"——斡旋中枢，以畅清阳为主，清上实下辅之。

四十四、王九峰：痰之标在乎脾、痰之本在乎肾

王九峰《清代名医医案精华·王九峰医案》提出："脾为生痰之源，肺为贮痰之器，痰之标在乎脾，痰之本在乎肾。年逾花甲，肾水不升，肺阴不降。思为脾志，实本于心，心脾肾三经内亏，七情伤其内，六淫感其外。温脾理肺甚好。咳痰如胶，五更多汗，口如麻布，食不甘味，脾胃亦伤，恐成劳象。"——老年咳嗽温脾理肺法。

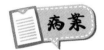

王某，女，60岁，2017年6月15日就诊。主诉：咳嗽9天。患者诉1个月前在某医院做完人流手术，现受凉后出现咳嗽，少痰，咽喉痒，不发热，不喘，纳食可，二便调。查体：心率75次/分，血压110/70mmHg，双肺呼吸音清，未闻及干湿性啰音，咽部无淋巴滤泡增生，双下肢不肿，舌淡红，苔薄黄边呈齿状，脉细。中医诊断：咳嗽病-脾肺气虚证，西医诊断：咳嗽。培土清肺法，参苓白术散加减：太子参10g，茯苓10g，白术10g，白扁豆10g，化橘红6g，莲子10g，山药10g，砂仁3g，桔梗6g，大枣10g，黄芩10g，麦芽10g，谷芽10g。水煎取200ml，1日1剂，分2次服，共14剂；复诊：诸症消失，继服上方7剂。

四十五、陈莲舫：调补须化湿滞、养阴须熄风燥

陈莲舫《清代名医医案精华·陈莲舫医案》提出："花甲尊年，未免由下虚上，种种见证，无非肾不涵肝，肝邪侮土，积湿生风，太阳阳明为所受困。用药之义，胃主容纳，脾主输运，调补须化湿滞，肾主蛰藏，肝主柔顺，养阴须熄风燥。"——以整体观治疗老年多病共存。

蔡某，男，60岁，2009年12月24日就诊。因患"慢阻肺、左下支气管炎、右下继发性肺结核（痰涂片—）、左侧结核性胸膜炎、药物性肺功能损害、药物性白细胞减少"于市结核病防治所出院。刻诊：咳嗽，咳痰为白黏痰，动则喘息，伴胸闷，无胸痛，无发热，纳减，查体：咽充血，扁桃体正常，心率80次/分，律齐，双肺呼吸音粗，双肺底散在干性啰音，双下肢不肿，舌红，苔黄干间布裂纹，脉弦细。治拟补益脾肺，泻肺平喘。方用泻白散合止嗽散加减，药如：沙参12g，黄芩9g，桑白皮9g，地骨皮9g，生甘草8g，桔梗9g，枳壳9g，前胡9g，橘红9g，百部9g，紫菀9g，炒麦芽20g，1日1剂，每剂煎服2次，守方连进7剂。二诊，患者诉咳嗽稍减轻，咽痛痒不适，偶胸闷，动则喘息，上方加款冬花，守方进14剂。三诊，患者诉咳嗽明显减轻，咳痰量少，为白痰质稀，无胸闷，动甚则喘，上方加山栀子9g，鱼腥草9g，进药14剂。四诊，患者诉不咳嗽，无咳痰，动则喘息明显好转，无胸闷，查体：心率80次/分，律齐，双肺呼吸音粗，未及干湿啰音，上方去沙参，加南北沙参各10g，守方连进28剂后再诊，不咳嗽，稍动不喘，快步则喘，以我院验方润肺益肾饮巩固善后。

四十六、王旭高：高年正虚邪炽、势防外脱内闭

王旭高《清代名医医案精华·王旭高医案》提出："正如金子久所认为，耄耋之年，营卫应虚，风寒乘表虚而侵。薛生白亦云，乃本元先怯，而六气得以乘虚。"——欲解时邪 务必注重正气。

如陈莲舫治一案，冬温郁蒸表里，有汗不多，大便旁流，呃逆口渴，胃脘胀满，邪势方张，津液渐为劫烁，舌质红，苔色灰薄如烟棘。脉两手滑大，左右寸重按模糊，温邪愈趋愈深，犯抱络已有神昏，动肝风又将痉厥。高年正虚邪炽，势防外脱内闭。药用西洋参、冬桑叶、全瓜蒌、光杏仁、黑山栀、羚羊尖、鲜石斛、淡竹叶、炒枳实、朱茯苓、干荷叶、鲜生地、活水芦根。此案正虚邪炽，劫烁津液，恐有外脱内闭之虞。陈氏于一派清热养阴泄邪之品中，冠之以西洋参为君，正意在匡扶正气。

四十七、王旭高：若欲除根、必须频年累月服药不断

王旭高《清代名医医案精华·王旭高医案》提出："若欲除根，必须频年累月，服药不断。倘一曝十寒，终无济于事也。"——立法遣方 确宜有章有守。

治老年病最忌乱无章法，朝秦暮楚。王旭高指出："若欲除根，必须频年累月，服药不断。倘一曝十寒，终无济于事也。"

　　如王氏治喘哮气急，原由寒入肺俞，痰凝胃络而起。久发不已，肺虚必及于肾，胃虚必累于脾，脾为生痰之源，肺为贮痰之器，痰恋不化，气机阻滞，一触风寒，喘即举发。治之之法，在上治肺胃，在下治肺肾，发时治上，平时治下，此一定章程。发时服方：款冬花、桑白皮、紫菀、苏子、沉香、茯苓、杏仁、橘红、制半夏、黄芩。平时服方：五味子、紫石英、陈皮、半夏、茯苓、薏苡仁、蛤壳、胡桃肉、杜仲、熟地。又如治虚损，先后天俱不足，痰多鼻血，阴亏阳亢之证；纳少腹痛，木旺土衰之兆，是以年将及冠，犹如幼稚之形；面白无华，具见精神之乏。治先天当求精血之属，培后天须参谷食之方，久久服之，庶有裨益。若一曝十寒，终无济也。

四十八、金子久：真虚假实、仿东垣升降中求之

金子久《清代名医医案精华·金子久医案》提出："大凡四时百病，皆以胃气为本，饮食仅进数调羹，生机从何而支持？久病之虚是真虚，新病之实为假实。升脾阳，益胃气，恐助其假实；通腑道，疏肝木，恐害其真虚。仿东垣升降中求之，参《黄帝内经》'塞因塞用'例，俾得扣桴应鼓，或可再商他策。"——对老年发病隐匿者采用"反治"法。

柳某，男，87岁，1984年10月22日就诊。患小便频数短涩，滴沥刺痛，余沥不净月余。面色㿠白，气短汗出，少腹坠胀，脉虚细，舌淡白。综合病因脉证，可知病系中气下陷，膀胱气化失利所致。治拟补中益气，以补开塞。用补中益气汤加味：黄芪12g，党参10g，白术9g，陈皮9g，柴胡6g，升麻6g，炙甘草6g，当归9g，补骨脂5g。服药10剂，小便通利。是中气举，化气而水道自利矣。方中之所以加补骨脂者，乃取"少火生气"之意。

四十九、金子久：免浊痰树帜、参麦濡养保救津液

金子久《清代名医医案精华·金子久医案》年逾七十，病越两旬："舌质或干活润，苔色乍灰乍黑，黄厚形状，始终未减。左脉忽大忽小，右脉倏滑倏数，柔软景象，早暮不更，胶腻暂停，庶免浊痰树帜，参麦濡养，借此保救津液。"——因时治宜，中医的老年人用药的择时原则。

中医的因时制宜与西医的择时原则一脉相通，都是根据时间生物学和时间药理学的原理选择最合适的时间进行治疗，以达到提高疗效和减少毒副作用的目的，历代医家均注重因时制宜，诚如上述金子久医案所云，值得现今效法。

 病案

姚某，女，58岁，2010年8月5日就诊。夜热早入凉1周，发热时自测体温38.5℃，诊得颔下淋巴结肿大，颜面潮红，口渴，咽干痛，舌暗红，苔黄干，证系：阴虚内热，热毒郁结，治拟滋阴清热，散结解毒，处方：青蒿6g，鳖甲15g，生地15g，知母9g，丹皮9g，玄参9g，浙贝9g，连翘9g，夏枯草9g，生牡蛎15g，南沙参15g，炒麦芽10g，1日1剂，午后服1次，睡前服1次，发挥晚间药效以截病于晚间，5剂药热退病除。

五十、金子久：胶地入阴而保液、参麦入气以存津

金子久《清代名医医案精华·金子久医案》提出："年逾七十，病越两旬，不独真阴受损，抑亦真气被耗，投胶地入阴而保液，参参麦入气以存津。两日以来，似见转机，烈势渐见退舍，津液亦见来复。脉象刚躁亦减，舌质刚燥未泽，大便六日不更，腑气通降失司，余波热痰，由此留恋。治法仍从原意增损。"——年逾七十，病越两旬，不独真阴受损，抑亦真气被耗，投胶地入阴而保液，参参麦入气以存津。

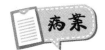

张某某，女，68岁，2017年5月就诊。主诉：咳嗽1个月，现病史：患者诉外感后咳嗽，痰白，咽痒，口干，不发热，不喘息，双下肢不肿，纳食可。二便调。体格检查：血压120/70mmHg，心率70次/分。听诊：双肺呼吸音粗，未闻及干湿性啰音，舌淡间布裂纹边齿状，苔薄黄，脉细。辅助检查：胸部CT平扫：①双肺支气管炎；双肺下野散在小点状稍高密度影，考虑多为炎性病变可能性大；②心影饱满，胸主动脉影略显增宽；③双侧膈面，双侧肋膈角锐利。

中医诊断：咳嗽病——热伤肺络证，气阴两虚证，西医诊断：咳嗽，治以益气清肺化痰止咳，方用止嗽散加减：北沙参10g，黄芩10g，川贝母3g，玄参10g，甘草3g，桔梗6g，枳壳6g，前胡10g，化橘红6g，百部10g，炙紫菀6g，麦芽10g，麦冬10g，南沙参10g。7剂，颗粒冲剂，1日2次。复诊：咳嗽较前好转，口干不明显，舌淡苔白，脉细，继服上方30剂，颗粒冲剂，1日2次。再诊：症状消失，继服7剂以巩固疗效。

五十一、张仲华：凡投补剂必借胃气敷布故也

张仲华《清代名医医案精华·张仲华医案》提出："凡投补剂，必借胃气敷布故也。"——不论攻补均应顾护中州。

张仲华在一高年病案中指出："凡投补剂，必借胃气敷布故也。"这里强调了用滋补之剂，必先察胃气之强弱，苟胃气一败，百药难施矣。故对虚损之人，胃气受困或不足者，张氏主张先调脾胃，"须俟胃气日隆，方可峻补"。此语虽着墨不多，但入木三分，非明于人以胃气为本者，不能窥此堂奥！清代名医不仅施补剂借助胃气，而且攻病积也顾护胃气，慎勿伤正。

 病案

　　如马培之治积聚，五旬有五，少腹结瘕，脾气陷而肛坠不收。食后有时痞闷，天癸当止，今夏忽来三次。肝脾两伤，冲任之气亦乏。拟用归脾加减，无癥瘕胀聚，不宜峻攻，以伤真气，所谓扶正而积自去也。药用党参、於术、当归、炒白芍、炒枣仁、木香、茯神、远志、砂仁、炙草、煨姜、红枣。又如丁甘仁治痢疾案，年五十阴气自半，肠中干燥，喜用西法灌肠，而转为下痢，色青如蓝，肛门时时坠胀，历五六日，片刻不能安适，谷食减少，舌中剥，边薄腻，脉虚弦。丁氏断为风淫于肝，肝木乘脾，失其健运而水谷精微变为败浊下痢。拟补中益气，去风化浊之治。药如清炙黄芪、炒防风、清炙草、银柴胡、蜜炙升麻、炒潞党、全当归、炒白芍、苦桔梗、陈皮。以上二案，一取扶正消积，一拟补中去浊，皆祛邪而不戕胃气也。

五十二、丁甘仁：陡然跌仆成中急拟先圣小续命汤加减

丁甘仁《清代名医医案精华·丁甘仁》提出："年甫半百，阳气早亏，贼风入中经腧，荣卫痹塞不行，陡然跌仆成中，舌强不语，神识似明似昧，嗜卧不醒，右手足不用。风性上升，痰湿随之，阻于廉泉，堵塞神明也。脉象尺部沉细，寸关弦紧而滑，苔白腻。阴霾弥漫，阳不用事，幸小溲未遗，肾气尚固，未至骤见脱象，亦云幸矣。急拟先圣小续命汤加减，助阳祛风，开其痹塞，运中涤痰，而通络道。冀望应手，始有转机。"——年甫半百，阳气早亏，贼风入中经腧，荣卫痹塞不行，治拟补虚通络。

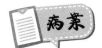

　　朱某某，男，56岁，1978年6月19日初诊。患者形瘦体弱，曾于3年前中风经针灸治疗数月而瘥。1周前又复中，再施针术，数天未应，因求愈心切，遂由家属抬送来诊。症见神清，口眼右㖞，舌伸出歪向左侧，质淡而嫩，边呈齿痕。询之头晕，面色苍白。言语謇涩，左侧上、下肢呈弛缓性瘫痪、不温，触之不晓痛痒，腰背酸痛，多尿，形寒欲裹棉被，脉虚缓。综析脉证，病由肝肾、气血亏虚，风木鸱张。据证拟案，治以补虚通络。方取三痹汤加味：黄芪12g，续断12g，党参10g，茯苓12g，当归10g，白芍10g，川芎6g，熟地12g，杜仲10g，怀牛膝9g，桂枝3g，独活6g，秦艽6g，防风10g，甘草6g，陈皮3g。是方连服25剂，患侧下肢功能逐渐恢复，可独自下床扶杖步行。原方递进10剂，上肢亦能握物，生活可以自理。随访5年，未见反复。

五十三、丁甘仁：中经兼中腑之重症急拟育阴熄风开窍涤痰

丁甘仁《清代名医医案精华·丁甘仁》提出："年逾古稀，气阴早衰于未病之先，旧有头痛目疾，今日陡然跌仆成中，舌强不语，人事不省，左手足不用，舌质灰红，脉象尺部沉弱，寸关弦滑而数，按之而劲。良由水亏不能涵木，内风上旋，挟素蕴之痰热，蒙蔽清窍，堵塞神明出入之路，致不省人事。痰热阻于廉泉，为舌强不语，风邪横窜经腧，则左手足不用。《金匮》云：'风中于经，举重不胜；风中于腑，即不识人。'此中经兼中腑之重症也。急拟育阴熄风，开窍涤痰，冀望转机为幸。"——内风上旋，挟素蕴之痰热，蒙蔽清窍，堵塞神明出入之路，致不省人事，法当涤痰开窍通络。

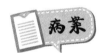

曾某某，女，73岁，1981年3月10日初诊。形体壮实，素有眩晕。目前卒中，左半身不遂，面歪口角流涎，喉中痰鸣，神志时蒙时清，鼾睡，言语謇涩，肢体麻木，心烦脘闷，兼有便秘，舌苔黄腻，脉象弦滑。审症可知风痰阻络，治拟化痰通络，处方：姜半夏10g，茯苓10g，陈皮10g，甘草5g，胆南星10g，枳实9g，天竺黄9g，竹茹10g，桑枝20g，木瓜9g，丝瓜络10g，石菖蒲9g，莱菔子12g，服药5剂，便秘通，痰涎少，神转清，不鼾睡。鉴于"痰瘀相关"，守方加丹参15g，以助通络。连进30剂，患者下肢功能逐渐恢复，上肢亦可抬举，唯觉呆板，生活可以自理，乃改用大活络丸调服善后而愈。

五十四、陈士铎：治痰即治呆、并开郁逐痰法

清代陈士铎《辨证录》提出："治呆无奇法，治痰即治呆"，并提出"开郁逐痰"法——脑血管痴呆用涤痰化瘀通络法。

由于老年脑血管性痴呆的病因病机在于痰阻血瘀于脑窍，故辨证论治应采用涤痰开窍，化瘀通络法。清代陈士铎在《辨证录》中就明断："治呆无奇法，治痰即治呆"，并提出"开郁逐痰"法。笔者在实践中体会到，老年脑血管性痴呆多系瘀血风痰结阻于脑，且病久入络，仅用涤痰、化瘀、开窍法每难切中肯綮，必须加用虫类药物搜逐通络，如僵蚕、全蝎、蜈蚣、水蛭等。现代

吴某某，男，70岁，退休工人，1987年3月5日就诊。5年前脑卒中（脑血栓形成）经治而瘥。唯近半年来，逐渐神情呆滞，面容痴呆，记忆锐减，常与家人争吵，思维迟钝，言语謇涩，呕吐痰涎，行动迟缓，步履不稳，经常呆坐，懒于动作，舌淡微紫，苔白厚腻，脉滑。病系痰阻血瘀脑窍，蒙蔽元神。治拟涤痰开窍，化瘀通络。方用温胆汤合菖蒲郁金汤加味，处方：法半夏、竹茹、枳实、橘红、胆南星、石菖蒲、郁金、远志、天麻（先煎）各10g，丹参15g，生甘草8g，1日1剂，煎服3次。守方迭进3个月，痴呆面容消失，反应较前灵敏，步履变稳，记忆较过去明显增强。嘱改用天麻丸、白金丸，以巩固善后。本案取温胆汤涤痰，其中竹茹又可通络，合菖蒲郁金汤开窍解郁活血，丹参祛瘀活血，远志化痰益神，天麻擅治风痰（日本曾报道单味用治老年性痴呆），诸药共用有开窍化痰，祛瘀通络之功，故元神不蒙，痴呆渐愈。

药理证实虫类药物具有显著的抗凝血、扩血管及增加血流量和溶解血栓等作用。另如天麻擅长治风痰，海蛤壳化痰、消积聚、除中风瘫痪，浙贝母化痰散结，石菖蒲、通天草长于开窍，郁金行气解郁，丹参祛瘀生新，葛根能调整脑血管功能，均为立法处方基础上的加减要药。

五十五、王清任：癫狂一证、气血凝滞脑气

清代王清任《医林改错·癫狂梦醒汤》提出："癫狂一证……气血凝滞脑气"——治呆重在痰阻血瘀于脑窍。

我们知道，年迈之人，阴气自半，气血渐衰，偶因将息失宜，或情志所伤，以致阳化风动，气血上逆，挟痰挟火，直冲犯脑，蒙蔽清窍，遂成卒中。临床表明，卒中伊始，除中脏腑之不省人事外，仅为言謇口喎，半身不遂，并非马上出现痴呆，只有中风日久，病久入络，风痰瘀阻于清窍，脑络失和，阻蔽神明，才表现意识模糊，神情痴呆，精神抑郁，语无伦次，遇事多忘，头目

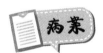
病案

童某某，男，58岁，1990年6月21日入院。患者去年11月脑卒中（脑血栓形成）而口眼右喎，左侧肢体瘫痪。经住院治疗2个月，功能逐渐恢复，生活可以自理。唯近数月来，神情呆滞，精神抑郁，遇事多忘，尤其是近期事情多遗忘，头目不清，闷重而痛，肢体麻木，舌紫暗、苔白腻，脉弦滑。脑血流图报告：①颈内动脉供血不足；②两侧脑血管呈收缩状态；③血管弹性差。据症治拟涤痰开窍，益气化瘀通络法。方用补阳还五汤合菖蒲郁金汤化裁。处方：黄芪25g，赤芍、当归、川芎、桃仁、地龙、石菖蒲、郁金、远志、天麻（先煎）、僵蚕各10g，红花、桂枝各8g，蜈蚣4条。1日1剂，煎2次服。守方连进1个月，神情呆滞及头部闷痛诸症消失，常面露笑容，记忆力明显增强，舌质转淡红、苔薄白。脑血流图复查：①颈内动脉供血良好；②脑血管弹性仍欠佳。出院带药巩固治疗。

不清，喃喃独语，不思饮食等症。临床所见老年脑血管性痴呆患者多诉及头重如蒙，或为闷痛，且颜面晦滞，表情呆钝，痰多泛恶，言语謇涩，舌紫暗、苔白腻等痰阻血瘀于脑窍之明证。

五十六、王清任：髓海不足与填髓益脑

王清任《医林改错》提出："灵机记性在脑者，因饮食生气血，长肌肉，精汁之清者，化而为髓，由脊髓上行入脑，名曰脑髓。"——填髓益脑，乃抗御老年脑衰及治疗老年脑病之一重要环节。

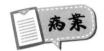 病案

杨某，男，56 岁。患高血压病 10 余年，6 年前中风（脑血栓形成）经治而瘥。后经常头晕，耳鸣，腰膝酸软，少寐多梦，五心烦热，肢体麻木，舌质红少苔，脉弦细数，血压：22.7/13.3kPa（170/100mmHg）。缕析脉证，病由肾精亏耗，不能生髓，而髓海不足，上下俱虚则发为眩晕。治宜填髓益脑，方用杞菊地黄汤加味：枸杞、菊花各 12g，二地各 15g，山药、丹皮、泽泻各 9g，茯苓、山萸肉、石斛各 10g，怀牛膝 8g，玉竹 10g。守方服至 30 剂，头晕耳鸣诸症悉除，后嘱常服杞菊地黄丸，早晚各 1 次，血压稳定在 18.7/10.7kPa（140/80mmHg），坚持工作无恙。

五十七、谢映庐：小便之通与不通升举而化之

清代谢映庐《谢映庐医案》提出："小便之通与不通，全在气之化与不化。……有因中气下陷而气虚不化，补中益气，升举而化之"——老年癃闭举而化之。

癃闭，乃高年人之多发病。此症治疗，颇为棘手，《谢映庐医案》云："小便之通与不通，全在气之化与不化。……有因中气下陷而气虚不化，补中益气，升举而化之。"谢氏之论，洵非虚语，足资临床取法。

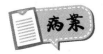

欧阳某，男，76岁。小便不畅，点滴短少半年余。近月来时欲小便而不得出，或出而量少不爽利，兼有小腹坠胀，神疲纳呆，气短。曾经某医院作肛门指诊和前列腺穿刺细胞学检查，诊断为"前列腺肥大"，拟手术治疗，因患者年事高有顾虑而未做，诊得脉象沉弱，舌质淡苔薄。证乃中气下陷而气化不利，治仿谢氏之法，方用补中益气汤加味，药如：黄芪10g，党参9g，白术9g，陈皮9g，柴胡9g，升麻9g，甘草6g，当归9g，山药9g，茯苓10g，泽泻9g，茅根12g，服上方14剂后，尿次如常，溲时通畅，余症悉除。推究其因，全在于清气上升，浊阴得降，故小便通利矣。

五十八、王孟英：误投表散、一汗亡阳

清代王孟英《春录新诠》提出："卫阳不固，风邪外入，有根蒂欲拔之虞。误投表散，一汗亡阳。"——老年病外感若不顾本虚，妄用祛邪，势必酿祸。

老年病固然复杂、严重、多变，但是，只要临床留意研求，不难窥出其

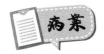

病案

殷某某，女,74岁,2013年7月19日就诊。主诉：咳嗽发作性胸闷2周,现病史：患者诉因"发作性胸闷1周"收入院，我院出院诊断为：①胸闷待查；②慢性阻塞性肺气肿；③慢性肺炎。外院冠状动脉检查示冠状动脉钙化。LAD近段钙化斑，管腔轻度狭窄（40%~50%）。现咳嗽少痰，稍动不喘，久动则喘，胸闷，无发热，纳食可，二便调。体格检查：血压90/60mmHg，咽部充血。听诊：双肺呼吸音清，未闻及干湿性啰音，双下肢不肿。舌暗红间布裂纹，边呈齿状，苔黄，脉细涩。辅助检查：冠状动脉检查示冠状动脉钙化.LAD近段钙化斑，管腔轻度狭窄(40%～50%)。中医诊断：肺胀病——热伤肺络证，西医诊断：冠心病，慢性阻塞性肺气肿，慢性胃炎，①治以益气养阴清肺，方用生脉散、泻白散、止嗽散加减：南沙参10g，麦冬10g，五味子6g，桑白皮10g，地骨皮10g，生甘草3g，黄芩10g，玄参10g，桔梗6g，枳壳6g，浙贝母10g，前胡10g，橘红6g，百部10g，紫菀6g，丝瓜络10g，炒二芽各10g。7剂。②冠心丹参滴丸2盒。复诊：稍咳，久动喘，双下肢不肿，舌暗红，少苔，边呈齿状，脉细。上方加橘络6g。再诊：咳嗽减轻，无胸闷，不喘息，舌暗红，少苔边齿状，脉细。上方加焦楂10g。又诊：咳嗽消失，不喘息，无胸闷，双下肢不肿。舌暗红间布裂纹边齿状少苔，脉细。继服上方21剂以巩固善后。

中某些规律，即除了具有一般疾病之特征外，大多兼有脾、肾本虚的现象。如感冒一病，既有恶寒发热等主要病症，又有面白肢冷等阳虚现象。而老年病之所以易动根本，这是由于老人之生活经历长，屡遭多种疾患的长期侵袭，久病及本，或因老者体衰，难任外邪，侵损及本，以致本虚标实，正不胜邪，动辄易变易危。如外感表证，对青壮年来说可谓区区小疾，若在老年则不然，它极易使肺、心、肾受累，往往出现咳逆、喘促、心悸等情况，甚至致沉疴危症。前贤实践告诫我们，治疗老年病倘若不顾本虚，妄用祛邪，势必酿成大祸。如《续名医类案》载一妪年届七旬，伤寒初起，头痛身疼，发热憎寒。医以发散，数剂不效，淹延旬日，渐不饮食，昏沉口不能言，眼不能开，气微欲绝，舛错之因，乃在于不审病机，误投表散。恰似王孟英所云："卫阳不固，风邪外入，有根蒂欲拔之虞。误投表散，一汗亡阳。"（《春录新诠》）

五十九、马培之：癥瘕胀聚、扶正而积自去也

马培之《清代名医医案精华·马培之医案》提出："脾积曰痞气，在右肋下，痰气凝滞，胃脘在旁作痛，食后反饱。脉象左弦右沉。脾阳困顿，肝木克之，形寒怯冷，腰腿疲乏，营血已亏，中阳不能旷达；法当温里""脉来沉细虚涩，左关带弦，肝木郁而气血已损，少腹结瘕，脾气陷而肛坠不收。食后有时痞闷，五旬有五，天癸当止，今夏忽来三次，肝脾两伤，冲任之气亦乏。拟用归脾汤加减，无癥瘕胀聚，不宜峻攻，以伤真气。所谓扶正而积自去也。"——扶正而积自去也。

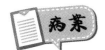

王某，女，52岁。2018年5月4日就诊。发作性胃脘疼痛，纳减，嗳气多，矢气少，伴有疲乏肢倦，气短，舌淡，边呈齿状，舌苔厚腻，舌下静脉瘀阻，胃镜诊断：糜烂性胃炎（Ⅱ级），胃体息肉（小弯区可见一直径约0.5cm×0.6cm大小亚基样带蒂息肉），据证治拟，扶正消积，兼以化湿解毒。取方南沙参15g，枳壳10g，白术10g，茯苓10g，扁豆10g，莲子10g，橘红10g，甘草6g，山药10g，砂仁6g，薏苡仁30g，桔梗10g，玄参10g，浙贝母10g，蒲公英15g，连翘10g，焦山楂10g，1日1剂，每剂煎服2次，守方迭进6个月，胃痛诸症逐渐消失，饮食正常，胃镜复查诊断：浅表性胃炎（胃体黏膜及形态未见明显异常）。

六十、张千里：润肺即可通肠、急救肺以存津液为要

张千里《清代名医医案精华·张千里医案》提出："八旬高年，素有肠痔，津液久虚。今肺痹喘咳，邪无出路，最易劫津涸液，痰胶气喘益甚，头汗，最防骤脱，慎勿因小有郁怒滞气，抛荒主病。盖虽小有食滞，今已大便一次，腹右有块，不过肠滞未尽，肺与大肠表里也，润肺即可通肠，故此时以滋气化痰，急救肺以存津液为要着。"——八旬高年……津液久虚。今肺痹喘咳，邪无出路，最易劫津涸液，痰胶气喘益甚……润肺即可通肠，故此时以滋气化痰，急救肺以存津液为要着。

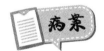 病案

罗某，女，99岁，2013年3月14日初诊。感受外邪1周，主诉：咳嗽，痰白，咽痛痒，畏寒、不发热，伴有口泛清水，胃脘作胀，饮食减少，疲乏气短，不喘不肿，舌淡紫边呈齿状、苔薄黄，脉虚缓。查体：咽充血，扁桃体正常，心率72次/分，律不齐，双肺呼吸音粗，未闻及干湿啰音及哮鸣音。审证肺脾两虚兼外感咳嗽。法拟补肺健脾为主，兼以清肺化痰顾标。方以生脉散、香砂六君汤加减。

处方：太子参15g，麦冬、五味子、白术、橘红、姜半夏、广木香、砂仁、大枣、黄芩、浙贝母、玄参各9g，炒麦芽、茯苓各12g，生甘草8g，干姜3g，1日1剂，水煎，分2次服。

3月18日二诊：咳嗽减轻，痰白，咽不痛痒，不再恶寒，胃不痛胀，口不泛清水，饮食增进，大便正常，精神好转，守法守方继进。

3月22日三诊：咳嗽悉除，咽不疼痛，胃不痛胀，纳食正常，不觉气短疲乏，精神恢复正常，继以香砂六君汤巩固善后。

参考文献

[1] 张觉人,余莉萍,甘盼盼,等.脑为元神之府临床再思考[J].辽宁中医杂志,2012(12):2401-2402.

[2] 张觉人,余莉萍,丁念,等.《灵枢·天年》整体治疗观探讨[J].辽宁中医药大学学报,2012(11):17-19.

[3] 张觉人,丁念,姚英杰,等.探索各家学说中中医老年人合理用药原则[J].辽宁中医药大学学报,2013(09):18-20.

[4] 付桃利,余莉萍,张觉人,等.张觉人教授运用益气固脱法治疗急危重症经验[J].中国中医急症,2013(05):747-748.

[5] 丁念,余莉萍,张觉人,等.张觉人教授治疗脑病经验举隅[J].光明中医,2013(03):586-587.

[6] 夏鹏飞,余莉萍,甘盼盼,等.各家学说中寓含的中医治疗老年病特点探讨[J].辽宁中医药大学学报,2013(05):218-220.

[7] 张觉人,余莉萍,丁念,等.各家老年病学说临床思考[J].辽宁中医药大学学报,2013(03):21-23.

[8] 姚英杰,余莉萍,甘盼盼,等.张觉人教授应用开窍与通窍法治疗脑病的经验[J].中国中医急症,2013(02):242-243.

[9] 张觉人,甘盼盼,余莉萍.老年性高血压中医治疗概况[J].新中医,2013(11),112-114.

[10] 余莉萍,丁致薰,张觉人.从《名医类案》及《续名医类案》误治案例思考老年病治法特点[J].辽宁中医杂志,2014(07):1388-1389.

[11] 付桃利,余莉萍,丁致薰,等.张觉人教授运用《灵枢·天年》理论治疗老年病经验撷萃[J].新中医,2014(02):18-20.

[12] 姚英杰,余莉萍,甘盼盼,等.从中医传统继承方法思考现代师承[J].辽宁中医药大学学报,2014(04):144-150.

[13] 张觉人,丁念,姚英杰等.从《灵枢·天年》篇七对关键词探讨补虚抗衰延年规律[J].辽宁中医药大学学报,2014(01):5-7.

[14] 张觉人.仲景"养慎"思想浅析[J].辽宁中医杂志,1982(01):8-9.

[15] 张觉人."老而衰"与"衰而老"是两个不同的概念——答孙祝岳同志[J].辽宁中医杂志,1983(12):47.

[16] 张觉人.脑痰症治初探[J].辽宁中医杂志,1989(04):8-10.

[17] 张觉人.脑病治痰验案[J].北京中医,1989(03):43-44.

[18] 张觉人.老年神病验案四则[J].北京中医,1988(02):46.

[19] 张觉人.半身不遂治疗经验[J].中医杂志,1987(01):24-25.

[20] 张觉人.全蝎可否用于老年虚风诸症[J].中医杂志,1986(08):66-67.

[21] 张觉人.延寿还宜防猝夭——从脏腑衰老岁代探讨抗衰却病规律[J].辽宁中医杂志,1985(11):36-38.

[22] 张觉人.脑病通窍治法琐谈[J].中医药研究,1992(01):37-38.

[23] 张觉人.Treatment With Acupuncture At Zusanli (St 36) F0r Epigastric Pain In The Elderly[J].中医杂志(英文版),1992(03):178-179.

[24] 张觉人.肺心病出现二重感染时中医怎样治疗?[J].中医杂志,1992(07):55.

[25] 张觉人.运用止痛药必须定性定位[J].中医杂志,1991(07):57-58.

[26] 张觉人.从脑的生理特性探讨脑病证治特点[J].上海中医药杂志,1991(03):8-9.

[27] 张觉人.老年甲亢的证治特点[J].中医杂志,1990(03):60.

[28] 张觉人.老年脑病二则[J].新中医,1990(07):53-54.

[29] 张觉人.呆从痰治[J].上海中医药杂志,1995(03):20.

[30] 张觉人 . 无瘫痪症脑出血治验 2 则 [J]. 中医杂志 ,1998(12):722.

[31] 赵卫红 , 张觉人 . 中医治疗糖尿病慢性并发症 [J]. 湖北中医杂志 ,2000(05):31.

[32] 张觉人 . 脑梗塞治验 5 则 [J]. 中医杂志 ,2002(06):424–425.

[33] 张觉人 . 脑病术后并发症治验 4 则 [J]. 中医杂志 ,2003(09):656.

[34] 张觉人 , 杨庆堂 . 脑病填髓四法 [J]. 辽宁中医杂志 ,2004(10):840.

[35] 张觉人 . 双重性中风治验 2 则 [J]. 中医杂志 ,2005(01):72.

[36] 张觉人 , 杨庆堂 , 丁念 , 等 . 中风辨治的现代思考 [J]. 辽宁中医杂志 ,2005(09):907–908.

[37] 张觉人 , 李锐 , 邹亮 , 等 . 脑病中医治法思考 [J]. 辽宁中医杂志 ,2006(12):1576–1577.

[38] 张觉人 , 丁念 , 杨庆堂 , 等 . 心主神志 脑为元神之府及五神藏的临床思考 [J]. 辽宁中医杂志 ,2006(05):542–543.

[39] 杨庆堂 , 张觉人 . 张觉人教授治疗腔隙性脑梗死经验介绍 [J]. 新中医 ,2006(04):22–23.

[40] 张觉人 , 曾祥志 , 丁念 , 等 . 邪闭心窍 邪塞脑窍 开窍与通窍治法的思考 [J]. 辽宁中医杂志 ,2006(03):298.

[41] 余智勇 , 李悦 , 张军 , 等 . 中西医治疗血管性痴呆研究概况 [J]. 辽宁中医药大学学报 ,2007(06):194–196.

[42] 张觉人 , 邹亮 , 刘祥树 , 等 . 脑络 通络及辨证通络法思考 [J]. 辽宁中医杂志 ,2007(08):1062–1063.

[43] 张觉人 , 李悦 , 邹亮 , 等 . 脑窍邪阻脑窍通窍及用药规律的思考 [J]. 辽宁中医杂志 ,2007(01):35–36.

[44] 张觉人 , 张丹丹 , 丁念 , 等 . 上气不足 脑为之不满的临床思考 [J]. 辽宁中医杂志 ,2008,9(05):771.

[45] 张觉人 , 张丹丹 , 丁念 , 等 . "头为诸阳之会" 的临床思考 [J]. 辽宁中医杂志 ,2008(03):381.

[46] 张觉人,邹亮;李悦,等.髓海不足与填髓益脑的临床思考[J].辽宁中医杂志,2008(01):54.

[47] 丁念,张觉人.张觉人治疗腔隙性脑梗死经验[J].中医杂志,2009(12):1074,1099.

[48] 张觉人,丁念.脑作为奇恒之腑生理特性的再思考[J].辽宁中医杂志,2009(04):543-544.

[49] 张觉人,马超,周晶,等.通窍法临床运用再思考[J].辽宁中医药大学学报,2011(03):16-17.

[50] 张觉人,周晶,马超.疑难脑病辨证思考[J].辽宁中医杂志,2011(01):154-155.

[51] 张觉人,刘仲霖,陈怡西,等.奇恒之府脑的进一步思考[J].辽宁中医杂志,2012(02):264-266.

[52] 张觉人,陈怡西,余刘科等.刘完素老年病治疗观临床思考[J].辽宁中医药大学学报,2012(03):12-14.

[53] 张觉人,陈怡西.黄连温胆汤治疗脑病应用概况[J].辽宁中医药大学学报,2012(01):43-45.

[54] 张觉人,甘盼盼.中西医结合治疗脑血管病所致精神障碍研究概况[J].辽宁中医杂志,2013(10):2164-2165.

[55] 丁念,甘盼盼,张觉人.滋阴填髓益脑方治疗腔隙性脑梗死临床观察[J].中医药临床杂志,2013(03):228-229.

[56] 姚英杰,甘盼盼,张觉人.张觉人从邪扰元神、髓海失充论治脑动脉粥样硬化性精神病经验[J].辽宁中医杂志,2013(02):223-224.

[57] 丁念,张觉人.张觉人辨证治疗脑病思路[J].湖北中医杂志,2015(09):23-25.

[58] 周磊,张觉人.张觉人治疗眩晕经验举隅[J].内蒙古中医药,2014(34):46-47.

[59] 付桃利,魏盼,张觉人.张觉人教授临证特点浅析[J].山西中医学院

学报 ,2016(05):39–40.

[60] 付桃利 , 夏鹏飞 , 魏盼 , 等 . 老年病中医防治学术思想述要 [J]. 辽宁中医药大学学报 ,2016(01):174–177.

[61] 甘盼盼 , 张觉人 . 养阴通络法治疗心脏起搏器植入术后伴顽固性失眠验案 [J]. 湖南中医杂志 ,2017(09):112–113.

[62] 丁念 , 卢丽君 , 夏鹏飞 , 等 . 张觉人教授运用"调养胃气，补消兼施"法治疗难治性胃痛经验 [J]. 中国中医急症 ,2017(02):236–238.

[63] 甘盼盼 , 李晖 , 张觉人 . 从《灵枢·天年》"肝衰胆灭"理论探讨原发性胆汁性肝硬变的论治 [J]. 中医学报 ,2019(01):31–34.

[64] 秦伯未 . 清代名医医案精华 [M]. 上海 : 上海科学技术出版社 ,1981.